名老中医

崔学教

诊治经验辑录

|陈 铭 王 峻|主编

海峡出版发行集团 | 福建科学技术出版社
THE STRAITS PUBLISHING & DISTRIBUTING GROUP | FUJIAN SCIENCE & TECHNOLOGY PUBLISHING HOUSE

图书在版编目（CIP）数据

名老中医崔学教诊治经验辑录 / 陈铭，王峻主编. —福州：
福建科学技术出版社，2022.9
ISBN 978-7-5335-6766-8

Ⅰ.①名…　Ⅱ.①陈…②王…　Ⅲ.①中医临床—经
验—中国—现代　Ⅳ.①R249.7

中国版本图书馆CIP数据核字（2022）第106152号

书　　名	名老中医崔学教诊治经验辑录
主　　编	陈铭　王峻
出版发行	福建科学技术出版社
社　　址	福州市东水路76号（邮编350001）
网　　址	www.fjstp.com
经　　销	福建新华发行（集团）有限责任公司
印　　刷	福建省地质印刷厂
开　　本	787毫米×1092毫米　1 / 16
印　　张	7.25
字　　数	89千字
版　　次	2022年9月第1版
印　　次	2022年9月第1次印刷
书　　号	ISBN 978-7-5335-6766-8
定　　价	58.00元

书中如有印装质量问题，可直接向本社调换

编委名单

主　编

陈　铭　　王　峻

副主编

刘　鸿　　蒙　浩

编　委

邱云桥　黄　坚　姚睿智
孟　磊　王志刚　李森源

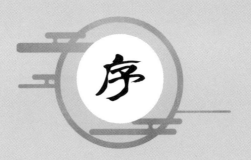

序

　　纵观疾病的发生，大多与某些组织或器官运转不畅或瘀阻有关。笔者详研中医宝库"不通则痛"的经典理论，再结合对人体解剖、生理病理、五脏六腑、经络腧穴的认知，将相关体会与经验运用于临床，颇见成效，故确定了临床上"以通为用"的学术观点。广州中医药大学既重视传承优秀传统文化，又积极接受世界先进的医学教育，使之成为探索中西医结合为主的综合教育、临床、研究的沃土。得益于此，笔者"以通为用"的学术观点初见成果。

　　本书编者团队是由来自五湖四海、品德兼优的医师组成，他们皆是笔者的同事或弟子，他们长期共事，团结友爱，同甘共苦，共享成功时的欢愉，克服困难时的惆怅。经过耐心整理、用心打磨，他们将笔者"以通为用"的学术思想与临床应用编写成书。得到他们的认可，笔者甚感荣幸。以序为贺。感慨天时，地利，人和，青出于蓝胜于蓝。

广州中医药大学　崔学教

2022 年 6 月 9 日于广州

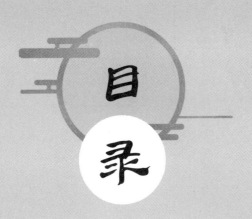

目录

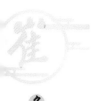

通法的临床应用

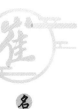
"以通为用"在男科疾病中的应用

中医理论认为"六腑以通为用"，临床上笔者运用这个理论，对常见泌尿、生殖疾病，如肾功能不全、尿路结石、前列腺炎、前列腺增生、慢性睾丸炎合并精液异常等，结合现代解剖、生理、病理学的观点和中医学病因病机，辨证分为腑气郁闭、血脱阳虚、热壅瘀阻、腑热阻络、痰湿阻络、浊毒内遏等证型，并采用清通、消通、补通、调通、温通等相应通治法，临床应用每见效验，现总结介绍如下。

一、对"以通为用"理论的阐析

维持生命活动的气血、津液和机体代谢过程所产生的物质的形成、输布、吸收、排泄，都必须凭借流通的运动形式来实现。流动必须在具有腔道的管道组织中才能进行，管道必须通畅才能起作用。《素问·调经论》曰："五脏之道，皆出于经隧。""经隧"可理解为管道。"通"为贯通，由此端至彼端，中无阻隔，动而通畅。"用"为活动、功能、作用。《素问·经脉别论》云："饮入于胃，游溢精气，上输于脾。脾气散精，上归于肺，通调水道，下输膀胱。水精四布，五经并行。"论述了水液通过经隧运行的升降过程。经隧管道的通畅无阻是机体活动、功能的基础，气血津液、五脏六腑都必须以通达的形式，进行及完成其生理功能，故"六腑以通为用"。

二、与泌尿、生殖疾病相关的中医及现代医学理论

泌尿系统是由肾脏、输尿管、膀胱及尿道组成。肾脏是

产生尿液的脏器，通过输尿管将尿液输送至膀胱，膀胱储存，并通过尿道排出尿液。肾脏的功能（即尿液形成）是通过肾小球的滤过、肾小管的重吸收和肾小管的分泌，完成水、电解质平衡及酸碱平衡等体液调节和排泄机体代谢非蛋白氮物质，对维持机体内环境的稳定性有重要意义。通畅无阻是管腔组织或器官的基本条件。任何环节阻滞毛细血管或肾单位中的其他腔管，都可能影响尿液的正常生成，肾脏这种功能，与中医学"肾主水"的理论是一致的。在完成排泄形式的生理功能中，都以自上而下，通畅无阻为顺，与中医理论六腑以通畅下行为顺、以通为用的生理特性相吻合。在泌尿系统疾病的病理方面，有效血容量不足、严重感染、中毒等肾前性因素，通过影响肾小球的毛细血管网与各类肾小管的液体流量、流速、相互间的渗透压等，使尿液的生成障碍。从中医学理论阐析，气脱、血脱、亡阳、亡阴、厥证、逆证，均可出现脉微欲绝，少尿或无尿等肾功能不全的表现。

三、滞闭不通的分类

中医学认为，造成生理通道或路径阻塞不通，主要病机有腑气郁闭、血脱阳虚、热壅瘀阻、瘀热阻络、痰湿阻络、浊毒内遏等。

1. 腑气郁闭

腔道器官梗阻，使正常容载物质潴留，梗阻上方组织本能地加强蠕动而克服梗阻，或腔壁受激惹，以伴有阵发性绞痛为特点，属实热壅滞之闭。如输尿管结石并肾绞痛、前列腺增生并急性尿潴留、尿道结石等。

2. 血脱阳虚

泌尿生殖系统的多器官赖于阳气温化，血液竭尽衰微，生理功能极度低下，属虚闭。以大出血或多器官功能不全综合征等原发病及脉微欲绝、生命垂危为特点。

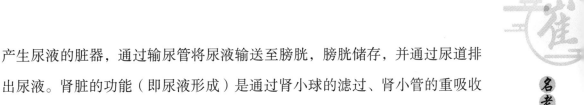

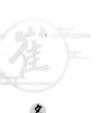

3. 热壅瘀阻

泌尿生殖系统有感染性疾病，其局部大多有红肿热痛、肿胀或间接压迫，造成管腔变小或阻塞不通，是感染性炎症继发病变部位充血、出血所致，属实闭。以寒战高热，或寒热往来，局部红肿热痛等症状体征为特点。

4. 瘀热阻络

管腔或管腔周围组织因慢性充血，逐渐纤维性变，血液代谢交换速度减慢，组织弹性减弱，其腔内或周边管道组织腔内液体物质潴留，可发生腔壁神经纤维受压疼痛及继发感染，感染是由腔内物质停滞而继发，属瘀久化热，与属原发于热毒之邪的热壅瘀阻有急缓轻重的差别。

5. 热壅瘀阻

发病急、病情重，治疗不彻底易迁延转变为瘀热阻络。

6. 瘀热阻络

其发病缓慢，病情较轻，但病程长，常迁延反复，属久瘀虚热之闭。以性腺或与性腺的血循环关系密切部位的慢性充血病史，以及下腹或性腺器官及其周围隐隐胀痛为特点。

7. 痰湿阻络

泌尿生殖系统原发无热无痛的结节或肿块，可压迫管腔器官，也可破坏管腔组织，造成尿路或精道梗阻或阻塞，属痰湿乘虚内停、阻络之闭。以脾虚、肾阴不足，且泌尿生殖系统局部有或坚如石或软如馒的肿块为特点。

8. 浊毒内遏

泌尿生殖系统的肿物，可因压迫或侵犯累及其他重要组织或器官，或肿块为菜花样改变。其浊毒形之以外的肿物可对尿路、精道造成阻塞，同时，浊毒可浸淫扩散，引起多器官病变。病机为正虚邪恋、癥结内阻，以局部肿块及全身状况迅速恶变为特点。

四、针对滞闭不通的通法

针对滞闭造成不通的病因病机，辨证应选择相应的通法。《素问·至真要大论》云："必先五脏，疏其血气，令其调达，以至和平。"说明五脏之治，其要在通。《素问·六元正纪大论》云："木郁达之，火郁发之，土郁夺之，金郁泄之，水郁折之。"所谓"达之""发之""夺之""泄之""折之"都属通法的具体治法。常用通法有清通、消通、补通、调通、温通。

1. 清通

对热毒之邪，或属热证、阳证的病症，遵"热者寒之"的原则，使用寒下法，或在运用通法的同时，结合清热解毒、凉血、泻火等法，清解热毒郁邪，恢复组织代谢通路。

2. 消通

病变属滞、痰、痞、癥、瘕者，遵"坚者消之"的原则，在运用通法同时，注重结合行气涤痰，活血祛瘀，软坚散结。

3. 补通

对气虚鼓动无力，血虚失于濡养，无原发组织管道阻塞，属虚滞者，治以扶助正气，补足有效血容量，结合选用活血祛瘀法，以防止继发高黏血症或血瘀证。

4. 调通

脏腑失调引起气血不通畅，在生殖系统疾病中较常见，多为肝脾不和，肝肾失调和心肾不交。调治宜兼顾标本、主次、急缓，理顺通达。

5. 温通

对寒凝、寒湿外邪致病，或临床表现为阴寒湿内阻者，遵"寒者热之"的原则，运用温阳开窍、温中豁痰、温化寒湿等治法。

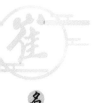

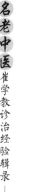

崔学教运用通法的证治经验

通法为临床常用治法，具有广义和狭义之分。狭义之通法指通里攻下，广义通法则包括理气、活血、解郁、散寒、通阳等多种治法。临床治疗时根据瘀滞不通的不同病因病机，采用不同的治法，才能有的放矢。历代医家在临床实践中，曾广泛应用通法，宋代医家吴通轩居士云："通之法各有不同，调气以活血，调血以活气，通也；上逆者使之下行，中结者使之旁达，通也；虚者助之使通，寒者温之使通，无非通之法，若必以下泻为通则谬矣。"寥寥数语，阐述了"通"的概念，十分精辟。

一、通腑泻热，防治术后肠粘连

腹腔术后肠粘连属中医学腹痛、腹满等范畴，是外科常见病。临床上因腹腔术后肠粘连引起的粘连性肠梗阻，占各类术后肠梗阻的37%~64%。在腹腔术后，每因血络受损，血液运行不畅，凝滞于脉道之中，或体内留有离经之血而未能吸收消散，均可形成瘀血，瘀血留置于腹腔则引起脉络瘀阻不通。防治腹腔术后肠粘连，减少肠梗阻发生，是减少术后合并症，提高治疗效果的重要措施，也是外科临床的难题。为解决这一难题，崔教授针对腹腔术后血瘀停留，腑气郁结的病机变化，根据六腑"以通为用"的生理病理特点，治疗上主要运用通腑的方法，通过活血祛瘀、理气通腑，尽量减少肠粘连的发生。为此，崔教授应用通腑泻热灌肠合剂（由大黄、龙胆草、栀子、芒硝、莱菔子、忍冬藤、虎杖、地胆草等组成），灌肠合剂具有活血逐瘀、泻下通腑的功效，通过保留灌肠，使药物在肠道直接吸收，直达病所，促进肠蠕动，从而达到祛瘀通腑的效果。经动物实验及临床观察，以通腑泻热灌肠合剂行早期灌肠对腹腔手术后引起的肠粘连有明显的预防和治疗作用。

二、通淋排石，治疗泌尿系统结石

泌尿系统结石属中医学砂淋、石淋范畴，是泌尿系统疾病中的常见病、多发病。本病病机主要是湿热蕴结下焦，煎熬成石，阻塞泌尿通道，使尿液郁滞不得下泄，致排尿功能受阻而引起一系列临床症状。针对此类病证，崔教授在临床治疗中，以清热利湿、通淋排石为治则，将尿石系列合剂（包括消瘀化石合剂、通淋排石合剂、益肾排石合剂）运用于不同症状的泌尿系统结石，收到了显著临床疗效，其功能虽不相同，但"通淋"之治则贯通其中。

消瘀化石合剂具有化瘀通淋、清热利湿的功效，用于气滞血瘀之泌尿系统结石，方中金钱草、冬葵子清热通淋，利水排石；茜草根活血祛瘀；白茅根清热利尿；合三棱、莪术、皂角刺等行气破血之品以增强通淋之效。

通淋排石合剂具有利尿通淋、清热化湿的功效，用于膀胱湿热之泌尿系统结石。方中金钱草、冬葵子、海金沙清热利湿排石；石韦、玉米须清热利尿；川牛膝引药下行，破血通经；木香、赤芍行气活血，祛瘀止痛。

益肾排石合剂具有益肾培元、化气通淋的功效，用于治疗肾元亏虚之泌尿系统结石。方中车前子、玉米须清热利水通淋，佐以乌药、菟丝子、熟地黄、肉苁蓉、怀牛膝、党参补益肝肾之品，通淋而不伤肾。

尿石系列合剂由于具有利湿消肿、祛瘀生新、培元护肾、澄源正本等功效，因此使用体外冲击波碎石术的患者，常配合使用尿石系列合剂。尿石系列合剂对体外冲击波碎石术后所引起的远期肾损害也有预防作用。

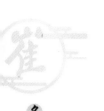

三、通络化瘀，治疗前列腺疾病

前列腺疾病是男科泌尿、生殖系统的常见病，约占泌尿专科门诊患者总数的 1/3~1/2，其中尤以慢性前列腺炎和前列腺增生多见。

慢性前列腺炎属中医学精浊、白淫、尿浊等范畴。其病因病机为欲念不遂，或纵欲无度，或嗜酒、饮食不节，或邪毒自前阴精道逆传而导致瘀血或邪毒阻于精络。气血运行不畅，则见会阴部胀痛不适，瘀久化热，湿热下注，则见尿频、尿急等不适以及尿滴白浊。崔教授认为，瘀滞是本病的主要病理变化，故通瘀为重要治则。治疗慢性前列腺炎的新药前列安栓、前列通瘀胶囊是崔教授根据"瘀阻"的理论开发出来的。前列安栓主要由黄柏、栀子、虎杖、泽兰、大黄、石菖蒲等药组成。方中黄柏、虎杖清热利湿，凉血解毒；佐以大黄、泽兰活血通瘀。全方有清热散结、活血通瘀的作用。前列通瘀胶囊主要由赤芍、土鳖虫、桃仁、石韦、夏枯草、白芷、黄芪、鹿衔草、穿山甲 *、牡蛎、通草等药组成。方中赤芍活血化瘀，清热利水，穿山甲破瘀散结，与牡蛎、夏枯草合用具有软坚散结之功；石韦、通草清热利水通淋，畅通水道。全方具有活血化瘀、清热通淋之功，通过破瘀散结，使尿路疏通。

前列腺增生属中医学癃闭、精癃范畴，是老年男性常见病。多因年老体弱，气血虚亏，运行无力，致痰滞血瘀，且因肾气渐衰，阴阳失调，膀胱气化失常，致水道通调不利，溺窍阻塞，遂成癃闭。崔教授认为，本病是诸多因素导致的前列腺微损伤，这种微损伤与外伤瘀血或瘀湿、瘀热合邪成块，瘀阻的病理改变在中医微观病因病机学方面是一致的，因此提出瘀是前列腺增生的主要病机，在临床上治疗此症常用益肾通以补肾固本，活络利水。益肾通由黄芪、王不留行、肉苁蓉等药组成，其功效特点是整体与局部兼顾，益肾补气以固

---

* 穿山甲：2020 年被列入《中国国家重点保护野生动物名录》一级保护动物。中药穿山甲现以人工养殖品入药。

其本，化瘀通络以治其标。

崔教授认为，瘀滞是前列腺疾病的主要病理，故治疗上应重视一个"通"字，活血化瘀能改善或纠正血液循环障碍，尤其是微循环障碍，从而改善组织供血，减轻炎症反应，减少局部炎症渗出，抑制组织纤维增生。

四、体会

中医学认为，六腑的生理特点是"以通为用"，"通行下降为顺，涩滞上逆为病"。所以，"通"在人体的生理活动、病理变化、疾病预防和治疗中都占有重要地位，通法无疑是一个应用广泛的治疗大法。如前列腺应归为六腑之三焦范畴，主要生理特点是开阖有度、泌别清浊，主要病理特点是瘀滞下焦。《汤液本草》卷上云"通，可以去滞"，治疗上重视通法，并在临床中灵活运用通法，使诸症悉除。此外，应用通法宜中病即止，以免太过，注意祛邪而不伤正。崔教授根据多年经验并结合疾病的特点，巧妙运用通法，在治疗外科各种疑难病症时每获验效，值得深入探讨学习。

五、临床上常见疾病和治疗对策

在临床应用上，结合疾病的性质、特点、阶段及证候归属等综合状态，制定相应的原则。

1. 肾前性病因导致的急性肾功能不全

（1）严重感染性休克所致的急性肾功能不全，其无尿或少尿属于热毒内攻引起的腑气郁闭。常出现痞、满、燥、热等证候群。应中西医结合治疗原发疾病、攻补兼施，清热解毒与益气救逆结合中药灌肠。常用人参、附子、水牛角、大黄等药。代表方为独参汤合凉血救脱汤加减。

（2）多器官功能不全所致的急性肾功能不全，其无尿或少尿属于正气衰

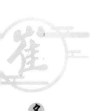

微，并有瘀热交结，阳虚气绝的腑气郁闭。多出现厥、逆、脱、闭等证候群。应扶阳救逆为主。治疗原发病灶为主。常用附子、人参、黄连、大黄等。代表方为回阳救急汤合黄连解毒汤加减。

（3）失血性休克所致的急性肾功能不全，其无尿或少尿属于血极虚，气将绝的血脱阳虚。多表现为厥冷、面色无华、脉微欲绝等证候群。应尽快止血或控制出血，辅以补血，补气。对于肾癌出现的血尿，可理解为癌肿侵犯破坏肾组织出血，宜尽早手术止血。中医药围手术期益气扶正，利尿化瘀解毒参与治疗。常用人参、当归、黄芪。代表方为生脉散合四物汤加减。

2. 尿路梗阻病变

（1）肾及输尿管结石为体液内环境调节失控，肾主水的功能失调所内生的有形之邪，尿路结石阻塞尿液下排的通路，尿液不能顺利下排，停留在结石上方的尿路，当重吸收功能失代偿后，造成结石上方部位膨大以致形成肾盂积液。严重者导致肾囊性变，甚至发展为梗阻性肾功能不全。加上结石移动过程中，对尿路气血的刺激，引发自我保护性的气机郁闭。一般表现为忽然发生绞痛及牵涉性疼痛，和一时性、易复性的厥逆等症状。治宜开启气机，行气消瘀，通淋解肌。开启气机，首推针刺。治宜尽快解除梗阻。还可用体外震波碎石，手术取石，药物排石，药物溶石（化石）等方法。常用石韦、车前子、金钱草、海金沙。代表方为石韦散。

（2）肾结核为肾痨，原发肾阴不足，阴损及阳，导致肾阴肾阳俱虚，温煦气化不力，水液或代谢不全，成痰成饮，或潴留形成积水。以腰部坠胀，尿频，血尿，肾造影见肾盏呈虫蚀样改变，肾盂扩张，积液，输尿管扩张僵直等为临床表现特点。宜规范的抗痨治疗，辅予中药滋补肾阴，清虚热，凉血通淋，化痰散结等治疗。常用知母、黄柏、墨旱莲、小蓟等。代表方为知柏地黄汤合二至丸。

（3）膀胱尿道结石，结石嵌顿于尿道出口，尿液不能下排，膀胱压力增大。

以尿急而排不出，怒挣而无功，痛苦难名，膀胱为通调水道的"州都之官"，其功能受阻，气机郁闭，同时潴留的尿液可化热。治宜排石，化石，通腑，通淋，清热行瘀。常用大黄、滑石、车前子、萹蓄、瞿麦等。代表方为八正散。

（4）膀胱三角区的肿瘤，早期多出现伴有血块的无痛性血尿，继而肿瘤对组织或器官破坏或侵犯加剧，出现尿频，尿急，尿痛，排尿受阻等临床表现。中医药治疗法则为益气养阴，清热解毒，行瘀通淋。常用黄芪、党参、半枝莲、虎杖、莪术。同时膀胱镜检查及活体检查能确定肿瘤的部位和性质，应抓紧检查，确定诊断，尽快手术。

3. 前列腺及生殖系统疾病

（1）前列腺增生造成的急性尿潴留，排尿困难，以有频急的尿意，膀胱区膨隆，触痛，但尿液不能排出为临床表现特点。可理解为老年男性肾气渐虚，调节其主的协调能力降低，感邪化热，局部充血水肿，或膀胱充盈过大，压迫郁闭气机，难以开启和舒缩，导致排尿困难，甚至发生尿潴留。治宜益肾，补气，祛瘀消肿。紧急穿刺置管，缓慢排空尿液。针灸参与开启气机，解肌，解痉，清热，消瘀通淋等有利于保护膀胱的逼尿肌功能。常用黄芪、肉苁蓉、泽兰、葛根、三七等。代表方为肉苁蓉丸。

（2）急性睾丸炎、急性附睾炎、急性前列腺炎，对于不论是化脓性细菌还是腮腺炎病毒，或结核杆菌的感染，可理解为缘于全身性感染，或生殖器不洁染毒或局部穿刺所致的热毒壅滞前列腺局部。以明显的全身症状，尿频，尿急，尿痛及前列腺触痛为临床表现特点。治宜清热解毒，通淋消痈。常用延胡索、金铃子、夏枯草、龙胆草、荔枝核、栀子等。代表方为龙胆泻肝汤加减。

（3）慢性前列腺炎，治宜注意局部与整体，病因和症状的兼顾。局部强调活血祛瘀通络，针对整体遵循审因，辨证，正邪消长等原则。附睾是精子汇合，发育成熟的部位，且神经末梢反应敏感。慢性附睾炎可能影响前列腺液的酸

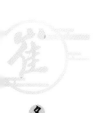

碱度以及果糖和重要的微量元素（如锌）的代谢。同时，形成的结节或肿块，又可能造成精道阻塞。治宜解毒，清虚热，消瘀化痰，软坚散结。附睾结核所发生的附睾部结节或肿块，可能对精道的通畅度或内环境产生不良影响。治宜养阴，清虚热，化痰消瘀散结。常用土茯苓、蒲公英、桃仁、王不留行等。代表方为前列安栓。

前列腺疾病

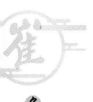
一、常用的通法

通法为临床常用治法，包括通瘀活血，通淋祛浊，通络行经，通郁疏肝，通腑泄热，畅心解郁，行气止痛，通阳散寒等多种治法。临床治疗时针对不通的不同病因病机，采用不同的治法，才能有的放矢。《医学真传》中说："通则不痛理也，便通之法各有不同，调气以和血，调血以和气，通也。虚则补之使通，寒者温之使通，无非通之法也。"宋代医家通轩居士云："通之法各有不同，调气以活血，调血以活气，通也；上逆者使之下行，中结者使之旁达，通也；虚者助之使通，寒者温之使通。无非通之之法，若必以下泻为通则谬矣。"

1. 通瘀血

崔教授在临床上提出了慢性前列腺炎的血瘀论。该类患者的症状有下腹胀痛，时有腹股沟刺痛等症状，有腰骶部、少腹部、会阴部等部位固定不移的胀痛，符合中医血瘀证"痛有定处"，直肠指检常有前列腺压痛，粘连，质地变硬或硬结。主要为气滞血瘀和气虚夹瘀。青壮年气血充足、性功能旺盛，但因诸多因素影响，性欲过旺而未得以正常疏泄，肝气盛而疏泄不及，患者有长期手淫或房事不节史，过多过长的性行为，性交被迫中断，使前列腺局部反复充血，腺管分泌物滞留不畅，更因辛辣烟酒，休息不足，久坐缺乏运动，形成下腹盆腔充血，血液回流不畅，而形成气虚夹瘀。气虚则不帅血，血无主帅则留滞不畅，肺气无力升提，血不归肝而不得养，血不荣则痛。治疗上用通瘀活血之法，方用槐花升提汤，药用槐花 20g，丹参 30g，王不留行 30g，三棱 15g，莪术 15g，泽兰 15g，黄芪 15g，党参 20g，牛大力 30g。方中槐花、丹参、王不留行活血化瘀，善走下腹盆腔；黄芪、党参、牛大力补气升提回血，改善血液循环；三棱、莪术、泽兰理气化瘀，祛瘀而不留邪，有改善腺体微循环、抗纤维化、结节形成的作用。

2. 通尿路

尿频、尿急、尿痛、尿不尽感、尿道灼热、夜尿增多和排尿困难是慢性前列腺炎最多见的症状，某些病人有不同程度的梗阻性排尿障碍症状，如排尿不畅、尿流无力、尿线中断等。下焦湿热，小便不利，多因饮食不节，酒膏厚味，湿热久羁致脉络瘀阻，湿热内蕴，邪结下焦，湿浊互结内停，阻滞精室，日久伤脾，脾失健运，湿为阴邪，湿热秽浊之邪难以排出。以清热利湿，通淋祛浊为治则，方用土茯苓饮，药用土茯苓 30g，茵陈 15g，蒲公英 30g，珍珠草 30g，黄柏 15g，凤尾草 15g，萆薢 15g，生薏苡仁 30g，茯苓 30g。方中土茯苓、茵陈、黄柏清热解毒；蒲公英、珍珠草、凤尾草、萆薢分清祛浊，利尿通淋；生薏苡仁、茯苓健脾渗湿。崔教授不主张长时间大量应用苦寒清利湿热之药，认为过量苦寒易造成下焦虚寒，损伤正气，正气不足祛邪乏力，邪恋更甚。

3. 通经络

经络具有"内属脏腑，外络肢体，沟通表里，贯穿上下"，使人体的经脉之气畅通无阻，若经络不通，则气血不和，百病丛生。如《灵枢·经脉篇》说："经脉者，所以能决生死，处百病，调虚实，不可不通。"前列腺位于肝经，肝经受邪，则下腹、腹股、睾丸、精索静脉等受阻不通，出现阴囊不适或下坠胀痛，睾丸缺氧而酸胀，腹股时痛等，而精索静脉曲张是慢性前列腺炎患者常见的疾病，是因精索静脉血流瘀积而造成精索静脉血管丛扩张、迂曲和变长。以通络行经，通达走窜为治则，方用通络汤，药用路路通 15g，丝瓜络 15g，老桑枝 15g，穿山甲 15g，蜈蚣 3 条，地龙 15g，淮牛膝 12g，柴胡 3g，

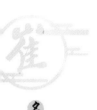

升麻 3g。方中路路通、丝瓜络、老桑枝行经通络；柴胡、升麻引药至肝经，崔教授认为虫类药物可搜风通络，温行血脉，力达宗筋。蜈蚣辛温，通达走窜之力甚速。《医学衷中参西录》载："蜈蚣，走窜之力最速，内在脏腑，外而经络，凡气血凝聚之处皆能开之。"地龙性平，功善破通经下水。

4. 通郁气

工作压力，情绪紧张，情志不遂，则肝木失于条达，肝体失于柔和，以致肝气横逆、郁结，以加重前列腺炎患者气郁胀痛，胸闷不舒，食欲不振，脘腹胀满，肠鸣腹痛。以通郁疏肝，理气养肝为治则，方用佛手逍遥散，药用佛手 15g，柴胡 15g，白芍 15g，枳实 15g，合欢皮 15g，青皮 15g，生地黄 15g，香附 15g，木香 15g。方中佛手、柴胡、枳实通郁疏肝；合欢皮、白芍、生地黄养肝柔肝；青皮、香附、木香行气理肝。崔教授认为疏散之品久用易伤气阴，故临床兼见血气亏虚者，须与养血益气药合用。

5. 通腑热

前列腺属于六腑，六腑以通为用，腑不通则壅郁，蕴结化热，不能通畅传导，壅结成痈。故采用通腑泻热之法，前列腺喜通忌滞，喜凉忌热，崔教授据其多年临床经验研制开发的"前列安栓"，已广泛应用于各类前列腺炎，该药主要针对湿、热、瘀等病因病机，以清热利湿、祛瘀通络的黄柏、虎杖、栀子、大黄、泽兰、石菖蒲等药物配伍组成，以栓剂的形式直肠给药，通腑泄热，直接有效。

6. 通思想

"愁忧者，气闭塞而不行"，慢性前列腺炎病因复杂，病程缠绵，且多数患者存在对手淫或不洁性史，以及对"滴白"症状的错误认识，常常有失眠、焦虑等表现，更有甚者会影响性生活质量，造成精神性阳痿、早泄等。崔教授非常重视患者的心理状况，不仅以药调身，更以语调心。根据不同知识层次的病人，或以笔图示，或用简单的比喻讲明医理，解释病情，指导饮食宜忌，缓解病人焦虑、恐惧心理，提高了临床疗效。紧张焦虑等负性情绪使机体交感神经兴奋性增高，血中儿茶酚胺等血管活性物质浓度上升，外周血管收缩和肌张力增高。毛细血管收缩和会阴部肌肉张力增高后，影响了前列腺的血液回流，容易导致前列腺充血，从而引发和加剧前列腺炎的症状。崔教授认为由于患者受到一些错误和夸大宣传的影响，错误地把所有男科疾病与前列腺炎联系在一起。患者因为恐惧、焦虑严重影响了自己的工作和生活，注意力集中于某个或某些症状上，并且使自己的感觉放大，患者会对自己的躯体感觉过度担忧，过分的关注就会使不适的感觉更加明显。部分患者由于缺乏正确的科普知识经常会把一些正常的生理反应误认为异常的病理征象，长期过分担忧会形成固定症状。

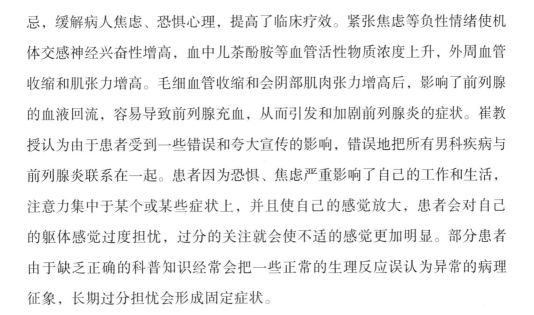

二、辨证用药经验

慢性前列腺炎是较常见的一种男科疾病，一般西药的疗效欠佳，而中医药疗法有一定的优势。崔教授治疗男科疾病多年，在实践中总结出治疗慢性前列腺炎的辨证用药规律，形成了一定的特色。

1. 辨证分型，知常达变

慢性前列腺炎临床上多见于青壮年，析其病因，崔教授首先强调该年龄段正处于气血充足、性功能旺盛期，但因社会、环境等诸多因素影响，性欲往往不能得以正常疏泄，使此期又成为"性饥渴期"，患者多有手淫或房事不节（洁）史，这些行为引起的性兴奋，使前列腺局部反复充血，为细菌的侵犯或血液回流障碍等提供了可能，更因嗜食烟酒、辛辣炙煿之物，使神经兴奋性增高，加重了局部血液回流的负担，使症状加重。现代医学研究显示，前列腺炎的病理表现主要为腺体充血，腺液炎症分泌物滞留，腺管梗阻，腺管、腺泡及间质的炎性浸润等。

慢性前列腺炎属中医"精浊""劳淋"等范畴，常以湿、热、瘀、虚为

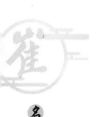

其病因病机，如《诸病源候论》曰："诸淋者，由肾虚而膀胱热故也。"《类证治裁·淋浊》云："浊在精者，相火妄动，或逆精使然，至精溺并出。"前列腺为男性性腺，为肝肾所主，司泌别清浊，宜畅利疏通。若欲念不遂，或房劳过度，则相火妄动，热迫精室，精关不固；又因饮食不节，湿热内蕴，更助邪结下焦；更有久治不愈或治疗不当者，如各类尿道炎急性期后并发、继发前列腺炎，患者讳疾忌医，盲目用药，或不当的前列腺局部注射、暴力按摩等，则为湿热留连，相火久遏，瘀血内结之证。故该病为本虚标实，虚为肝肾阴虚，实为瘀、热、湿相结入络。病变日久，虚实夹杂，阴阳难调。单纯补虚，则标实症状难解；单纯清热利湿，恐正气受伐，本虚加重，易于反复。

崔教授根据临床上一些难治性慢性前列腺炎的特点，结合局部症状表现，提出了梗阻型慢性前列腺炎的特殊性，总结了此类型慢性前列腺炎的病理特点及分型论治。该类患者除慢性前列腺炎的一般症状外，尚有夜尿频、尿后余沥不尽等类似良性前列腺增生的症状群，病理上常有膀胱颈狭窄、尿道膜部充血等梗阻型病变。辨证分型上以气虚夹瘀阻型或实热夹阴虚型为主。治疗上或用化瘀消肿、通络散结之法，方用自拟泽兰通淋汤，药用土茯苓、王不留行、路路通、三棱、莪术之属；或以清热利湿、祛瘀通淋为治则，方用自拟土茯苓饮，药用野菊花、蒲公英、珍珠草、黄柏之类，佐以黄芪、党参补中益气，权衡补泻，以达祛邪不伤正、补益不留邪的目的。

2. 用药力专，配伍协调

在慢性前列腺炎的治疗上，崔学教辨证立法，强调要围绕病证的主要矛盾来处方论治，施法果断，用药力专。在药物选择上，不仅突出治法的特色，且药量上亦有偏重，如补益时多用党参30g，黄芪30g，肉苁蓉30g，化瘀则多用三棱15g，莪术15g，泽兰30g，清热利湿多用土茯苓30g，蒲公英30g，珍珠草30g等。在药物配伍上，亦显示其辨证周全、协调用药的特色，尤其是一些"药对"的应用，如土黄芪与党参，补气而无燥烈之弊；土茯苓与蒲公英，清热解毒利湿而无寒凉伤胃之虑；丹参与槐花，取槐榆散治疗痔瘘疾病中应用之义，凉血活血，促进血液回流；毛冬青与凌霄花，以防瘀热伏络，邪恋复发；其他如龙胆草与栀子、萹蓄与瞿麦、滑石与甘草等经典配伍亦多应用。

3. 内外用药，全面治疗

除了内服汤剂外，外用药的使用更是崔教授治疗上的突出特色。据其多年临床经验研制开发的"前列安栓"，已广泛应用于各类前列腺炎，疗效显著，尤其在改善症状上，如前列腺痛，总有效率可达 90% 以上。该药主要针对湿、热、瘀等病因病机，以清热利湿、祛瘀通络的黄柏、虎杖、栀子、大黄、泽兰、石菖蒲等药物配伍组成，以栓溶剂的形式直肠给药，配合内服汤剂，全面治疗，缩短疗程。

4. 药语同疗，身心同调

慢性前列腺炎病因复杂，病程缠绵，且多数患者存在对手淫或不洁性史及"滴白"症状的错误认识，常常有失眠、焦虑等表现，更有甚者会影响性生活质量，造成精神性阳痿、早泄等。崔教授非常重视患者的心理状况，不仅以药调身，更以语调心。

三、体会

前列腺增生又称前列腺肥大，是老年男性的一种常见病，因其常导致排尿困难，故多属中医"癃闭"范畴。由于老年人多伴有不同程度的心、脑血管疾病及心肺功能障碍，手术治疗合并症较多，危险性也较大，故非手术疗法应是前列腺增生的主要疗法。崔教授运用补气、益肾、祛瘀法治疗前列腺增生，取得较好疗效。

崔教授认为前列腺增生多涉及肾与膀胱，肾与膀胱相表里，膀胱的排尿能力与肾气的盛衰密切相关。肾气充足，膀胱气化正常，则水道通畅。若肾

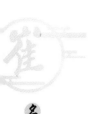

气不足，膀胱气化乏力，郁滞不畅，气滞血瘀，阻塞尿道，从而造成气滞与瘀阻的恶性循环。采用补气、益肾、祛瘀法，就是从治本着手。常用方药为：黄芪 30g，党参 30g，肉苁蓉 30g，山茱萸 12g，王不留行 30g，路路通 30g，桃仁 15g，赤芍 15g，三七末 3g（冲）。伴尿痛加灯芯花、茺蔚子；口苦发热加黄柏、栀子；前列腺质地较硬加鳖甲、浙贝母；大便秘结加大黄（后下）、芒硝（冲服）；口渴加天花粉、玄参；伴有少腹、会阴、睾丸疼痛者加乌药、香附、乳香、郁金、荔枝核。此外，崔教授认为前列腺术后必有瘀血，即所谓"离经之血便是瘀"，所以前列腺术后常在上方中加入红花、生蒲黄、琥珀。

本方中黄芪、党参为补益元气之要药；肉苁蓉与山茱萸配合，补而不燥，壮肾阳，滋肾阴，为补阴阳之佳品，使肾气充实，下焦水道通调，排尿畅利；王不留行下血消肿；路路通理气活血，通络利水；桃仁质润而沉降，活血祛瘀，润肠通便；赤芍清热解毒，凉血散血；三七止血而不留瘀，散瘀血而不妄行；红花、生蒲黄、琥珀活血化瘀利尿；乌药、香附、乳香、郁金、荔枝核活血行气止痛。诸药合用，益气活血，化瘀散结，消肿止痛，利尿通闭，疗效显著。

崔教授对慢性前列腺炎的理论和诊治有着独到之处，笔者师从崔教授多年，获益匪浅，现总结如下。

一、慢性前列腺炎之病

在中医术语中，无"前列腺"之称谓。但在《内经·五脏别论篇第十一》有"脑、髓、骨、脉、胆、女子胞，此六者，地气之所生也，皆藏于阴而象于地，故藏而不泻，名曰奇恒之腑"。从其排尿功能、在性行为过程的特点、性行为分泌排泄物的质量，以及与男性生殖能力等生理环节密切相关的特点，与属于"奇恒之腑"的"胆""胰"异曲同工。"胆""胰"为肠道以上消化液（胃液、胆汁、胰液）的门户，而前列腺则为泌尿、生殖道的尿液、精液的关口。因此，在探索治疗前列腺疾病的中医理论时，不妨借鉴"奇恒之腑"的部分观点。

二、慢性前列腺炎之因

从中医学观点，慢性前列腺炎的病因可概括为：性欲失控、湿热下注、淫毒内侵和腑气滞逆。性欲能理智控制，张弛规律有度，阴平阳秘；纵欲不节，或所愿不遂，郁气滞血与相火灼伤精血，或忍精不射，败精流注，精关不固，而成精浊。湿热下注指身体本身的湿热性疾病或热性疾病，热或湿热蕴积或传注于下焦，或病后气弱阴虚，余邪引动下焦湿热，精室被扰而引起。淫毒内侵指不洁性交，淫毒经生殖道逆行内侵，精室受犯，气机被遏，分清泌浊功能失调，精离其位，造成精浊。奇恒之腑的正常功能除具有通降下行为顺的"腑"

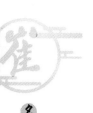
的特点外，还具有控制在不同生理功能时的不同的开启状态。在正常射精时，射精管以上的尿路关闭，而射精管开口（即精阜）和其以下的尿道开放。在正常排尿时，射精管开口关闭，而其他下尿路全程开放。如果腑气滞逆，或射精时射精管上方下尿路仍处于开放状态，则可能发生逆向射精；或排尿时射精管开口仍处于开放状态，则可能有部分尿液通过排入射精管的途径进入前列腺，由于尿液对前列腺而言是一种外邪，外邪骤犯，局部器官气机郁闭而发生疼痛。即相当于尿液反流至前列腺而产生的化学性刺激所导致的盆骶疼痛综合征。

三、慢性前列腺炎之证

慢性前列腺炎的症状有排尿异常、局部疼痛、尿道口滴白、性功能障碍，以及虚劳、心理障碍等。

排尿症状主要以白天尿频和排尿不尽为主。与肾虚瘀阻、残留尿增多及前列腺增生的排尿困难、夜间尿频的机制不尽相同。其尿频发生的原因主要是前列腺膜部和膀胱三角区气滞血瘀或湿热下注。充血性慢性前列腺炎，多为相火亢、肾阴虚，尿路脉络受灼而引起尿频，多伴尿黄而短、五心烦热，但较少尿痛；细菌性或继发于淋病、支原体衣原体感染的慢性前列腺炎，为膀胱湿热导致尿频，多伴尿短、黄、浑浊，尿急尿痛，尿道灼热或瘙痒，小腹胀满等。"小便涩，常有余沥，故尿不尽"，排尿不尽，多因下虚内损，膀胱不约，或湿热蕴结下焦，膀胱不约，"皆火盛水不得宁"所致。

疼痛以会阴部、下腹部、睾丸部、腹股沟部、阴茎部、大腿内侧部等属肝经循行部位及腰骶部为多见，是前列腺局部瘀阻、前列腺液潴留、气机郁闭不畅所致。其疼痛的特点是范围弥散，无明确的触痛点，时作时止，时缓时急，工作繁忙或全神贯注某一事情或工作时症状不明显，而多在紧张工作后空暇时感觉隐痛不适症状明显，或因情志激动或过劳而发。部分患者会出

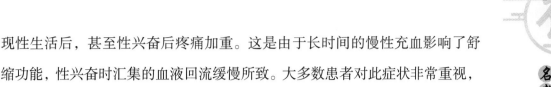

现性生活后，甚至性兴奋后疼痛加重。这是由于长时间的慢性充血影响了舒缩功能，性兴奋时汇集的血液回流缓慢所致。大多数患者对此症状非常重视，对睾丸、会阴、腹股沟精索部的疼痛关注度也较大。

排便时尿道口有前列腺液溢出，或排尿前或后有前列腺液溢出，统称为"滴白"。其实质大部分是由于前列腺液正常排泄不畅，潴留堆积，故在排大便时，尤其是大便干结，用力努挣时更易发生。少数患者，由于纵欲过度，精关不固也可以导致早泄类的滴白。不少未婚或无性生活经历的年轻患者对尿道口滴白十分恐惧，常常把它过度地归罪于手淫史而产生心理内疚自责，胡思乱想，造成失眠多梦。

慢性前列腺炎患者最常见的心理障碍是焦虑多疑。其原因是多方面的：目前对此疾病的发生机制仍尚未明确，治疗的手段和药物的疗效尚不满意，而且症状迁延反复；患者年轻，涉及生殖腺和性功能的症状多样；不少医生对症状顽固的患者常常流露出无所作为和无能为力的表现等；或合并性、生殖功能障碍等，都可能是影响患者发生心理障碍的部分原因。焦虑多疑除了影响患者配合治疗的信心外，还可能对患者在处理人际关系和正确对待人生方面产生负面影响。

合并的虚劳症状有腰膝酸软、头昏耳鸣、倦怠乏力等。这些基本都是继发于心理障碍、睡眠质量下降所导致。一般都不至于发生器质性的功能损害。

慢性前列腺炎的证候可归纳为瘀滞精道、湿热下注、肾阴虚亏、心肾不交、肝郁脾虚、脾肾阳虚等六个类型。

1. 瘀滞精道

以前列腺为中心的精道气滞血瘀所形成的证候。气为血之帅，血为气之母，情志不遂，肝气郁结，疏泄失职，气滞则血瘀。阴器及其附近部位为肝肾二经共同布辖，因此可以发生受肝经肾经气机状态影响的相关部位疼痛以及尿频和性功能障碍的症候群，是慢性前列腺炎的基础证候。一般，无菌性慢性前列腺炎、盆骶疼痛综合征，以及细菌性、支原体、衣原体性慢性前列腺炎

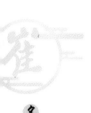

恢复期，均可纳入，是临床上最多见的证候。其典型的舌脉象是舌黯苔薄黄，脉弦紧或弦数。

2. 湿热下注

细菌性、支原体、衣原体、滴虫等微生物感染属湿热之淫毒，淫毒湿热侵犯下焦、膀胱及属肝经、肾经之络的部位，导致膀胱气化不利，开阖失常，以及灼伤阴络而出现排尿疼痛、尿频、尿急、尿道灼热疼痛或尿道瘙痒（甚如虫爬），尿道有较多黏稠臭秽、浑浊的分泌物，少腹拘急，会阴、睾丸、尿道口疼痛等主要症状。因此，细菌性、支原体、衣原体、滴虫等微生物感染引起的慢性前列腺炎，其证候属湿热下注。典型的舌象、脉象是舌红苔黄，脉数或弦数。

3. 肾阴亏虚

有纵欲过度或频繁手淫病史或继发于严重热性病的慢性前列腺炎的患者，以及长期不当地服用抗生素的慢性前列腺炎的患者，因恣情纵欲，肾阴亏耗；或因热极、药毒伤阴耗液，临床上出现尿频、排尿不尽、局部胀闷、腰膝酸软、五心烦热、失眠盗汗、口干咽燥、足跟疼痛等症状。此类患者其证候为肾阴亏虚。其典型的舌象、脉象是舌红苔薄黄，脉细数。

4. 心肾不交

常态的心与肾是上下相交、水火相济的关系。病史长且迁延反复的慢性前列腺炎的患者，或因久病虚劳、房事过度等致使肾水亏虚于下，不能上济于心火，心火亢于上，不能下交于肾；或因劳神过度、五志过极等致使心阴暗耗，心阳亢盛，心火不能下交于肾。心火不降，肾水不升，造成水火不相既济，形成心肾不交证。其常见的症状除了慢性前列腺炎的一般症状外，还有较突出的心烦、失眠、多梦、遗精、腰酸腿软、潮热盗汗、耳鸣目眩、心悸、咽干等。典型的舌象、脉象是舌红苔少或无苔，脉细数。临床上性格内向的患者，属于此类证候的概率较高。

5. 肝郁脾虚

性格内向，且病史长，症状迁延顽固的未婚患者，合并早泄、阳痿的患者，合并精液异常、不育的患者，以及合并慢性结肠炎患者，较多出现肝郁脾虚证。心理障碍的患者，因抑郁恼怒伤肝，肝郁气滞，肝气乘脾，脾失健运，或因思虑过度伤脾。其常见的症状除了慢性前列腺炎的一般症状外，还有较突出的胸胁胀满疼痛，善太息，精神抑郁或心烦易怒，口苦咽干，食欲不振，腹胀便溏，肠鸣矢气等。典型的舌象、脉象是舌淡或淡红，苔白或腻，脉弦。

6. 脾肾阳虚

肾为先天之本，对人体的生长发育、性功能、生殖功能的维持都具有决定性的意义，但其功能的运作，需要不断得到后天脾胃水谷精微的充养。脾肾阳虚证即脾阳不足、肾阳虚衰的复合证候。禀赋阳虚的慢性前列腺炎的患者，或慢性前列腺炎合并严重结肠炎的患者，或长期不恰当服用苦寒攻伐药物或抗生素的慢性前列腺炎的患者，可能表现为脾肾阳虚证。其常见的症状除了慢性前列腺炎的一般症状外，较突出的症状有少腹冷痛、形寒肢冷、面色㿠白、消瘦神疲、大便溏泄、腰酸膝冷、阳痿遗精等。典型的舌象、脉象是舌淡或淡黯，苔白或腻，脉细。

四、具体应用

慢性前列腺炎的治疗思路可概括为针对局部病理变化的治疗、针对病因的治疗、针对症状的治疗、针对证候的治疗、针对患者要求目的的治疗。

各种类型的慢性前列腺炎，虽然病因不尽相同，但其最终的局部病理基本是相似的。都以前列腺腺胞扩张，腺管的管腔变狭，腺体间组织水肿，甚至腺体结构破坏皱缩而成纤维化等改变为特点。相当于中医理论的气滞血瘀、瘀结阻络、瘀久化热等观点。局部气机被瘀结所阻，不通则痛；气郁久、瘀郁久均可化热，热灼水道，故尿频、尿急。因此，活血化瘀，通络行气，清

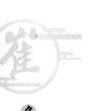

瘀化热，是针对各类慢性前列腺炎局部病理变化的治疗原则。可选用通窍活血汤（《医林改错》：赤芍、川芎、桃仁、红花、葱、生姜、大枣、麝香）结合能引药下行达下焦前列腺部位，以及善于搜络清瘀热的药物加减。但这类方药，药性峻烈，长期服用攻伐脾胃，对胃肠刺激较大。有关中药的现代研究显示：金银花、黄连、连翘、黄芪、石决明、五倍子、肉桂等，具有抗菌的作用；人参、大青叶、大黄、白茅根、甘草、黄芪、牡丹皮、柴胡、黄连、黄芩、虎杖、菊花、苦参、贯众、茵陈等具有抗病毒的作用；贯众、大黄、虎杖、黄连、大青叶、黄柏、莪术、升麻、白芷、茵陈、连翘等具有抗真菌的作用。

此外，清热利湿的治法，配合心理咨询的舒肝解郁法，也属于针对病因的治疗。

症状是影响慢性前列腺炎患者生活质量的最主要因素。对于尿频，可应用导赤散、八正散加减。配合西药 α 受体阻滞剂，如甲磺酸多沙唑嗪缓释片，能使紧张的膀胱颈和前列腺组织松弛，降低尿道闭合压而缓解尿频，尤其适用于尿动力学测定有下尿路功能异常或有残余尿的患者。有关中药的现代研究显示：人参、丹参、月见草、黄连、香附、柴胡、王不留行等具有抑制 5-羟色胺（5-HT）的作用。在对症治疗尿频时，可选择应用。

缓解疼痛以舒肝行气，祛瘀通络为主。桃红四物汤、金铃子散、失笑散等，可选择运用。有关中药的现代研究显示：当归、白芍、乌药、延胡索、石菖蒲等具有解痉止痛的作用；大黄、丹参、甘草、生姜、当归、女贞子、王不留行等具有降低或抑制前列腺素的作用；月见草、白果、虎杖、天花粉、五加皮等具有产生或升高前列腺素的作用。

年轻的未婚患者，对"滴白"非常担忧，诉每天"漏精"，有"骨髓"必枯之愁。结合生理、病理学知识通俗地给患者进行心理咨询，让患者科学地认识疾病，调动与病痛作斗争的主观能动性。针对"滴白"，可根据不同情况，采取相应的对策：大便干结者，宜选用黄精、肉苁蓉、莪术等软化大便，减轻因前列腺受压而造成的"滴白"；伴有尿频、尿急、尿痛的"滴白"，尤其是前列腺按摩排空后症状相对减轻者，宜重用土茯苓、王不留行、泽泻、猪苓、车前子等通因通用之药；无实证表现，"滴白"清稀者，宜酌加黄芪、党参、金樱子、桑螵蛸、白及、莲子等益气固涩。

慢性前列腺炎，症见疼痛、滴白为主，伴有尿频，舌质淡黯，脉弦者，属瘀滞精道证（门诊患者约 50% 属此类型），治疗原则为行血破瘀清热，可选用桃仁承气汤、血府逐瘀汤、通窍活血汤等加减。

症见尿频、尿急、排尿热涩疼痛，尿道滴白赤浊，舌质红，苔腻或黄，脉数，属湿热下注证，治疗原则为清热利湿，可选用萆薢分清饮、内疏黄连汤、黄连解毒汤等加减。

症见五心烦热、阳事易兴、血精、舌质红、苔薄黄、脉细数，属肾阴虚亏证，治疗原则为滋阴降火，可选用大补阴丸、知柏地黄丸、左归丸等加减。

症见失眠多梦、心悸、健忘、遗精、舌质淡红、苔薄黄、脉弦或细数，属心肾不交证，治疗原则为益肾宁心，交通心肾，可选用交泰丸（肉桂心、黄连）、桑螵蛸丸（桑螵蛸、远志、石菖蒲、龙骨、人参、茯神、当归、龟甲）、安神定志丸（人参、茯苓、茯神、龙齿、远志、石菖蒲）、大补阴丸、知柏地黄丸、左归丸等加减。

症见下腹、睾丸、腹股沟部胀闷疼痛且每因情志不遂而加重、口苦、咽干、胸闷易怒、食欲不振、舌质红、苔薄黄或薄白干、脉弦细或涩数，属肝郁脾虚证，治疗原则为疏肝健脾，可选用归脾丸合逍遥散、越鞠丸（香附、川芎、山栀子、苍术、神曲）、芍药散（当归、川芎、芍药、白术、茯苓、泽泻）等加减。

症见形寒肢冷、腹中冷痛、喜按、喜热敷、四肢不温、大便溏泄或黎明腹泻、身重纳呆、舌淡脉迟或沉细，属脾肾阳虚证，治疗原则为温肾助阳、健脾燥湿，可选用鹿附汤（鹿茸、附子、草果、菟丝子、茯苓）、砂半真武汤（侯辉霞方：附子、干姜、白术、白芍、茯苓、砂仁、法半夏）、安肾汤（鹿茸、胡芦巴、补骨脂、菟丝子、韭菜子、大茴香、附子、苍术、茯苓）等加减。

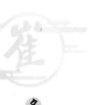

慢性前列腺炎的临床疗效观察

慢性前列腺炎是泌尿科常见的疾病。现将自 1983 年 9 月至 1985 年 11 月参加泌尿专科门诊存有记录的 50 例患者的辨证治疗总结如下。

一、诊断标准

1. 显性慢性前列腺炎

具有症状，前列腺液常规和前列腺直肠指检两项指征中一项以上阳性者。

2. 隐性前列腺炎

虽无症状，但前列腺液常规呈现阳性征者。

本组病例，属显性前列腺炎者 47 例、属隐性者仅占 3 例。属隐性者 3 例均以不育为唯一原因而就诊。

二、疗效标准

1. 痊愈

（1）症状完全消失。

（2）直肠指检前列腺大小、质地恢复正常。

（3）前列腺液常规连续复查 3 次正常。

2. 显效

（1）症状基本消失。

（2）前列腺液常规复查 3 次，每高倍视野白细胞均在 10 个以下。

3. 有效

（1）症状减轻。

（2）前列腺液常规复查好转，但白细胞在每高倍视野 10~20 个之间反复。

4. 无效

症状、体征、前列腺液常规均无明显改善。

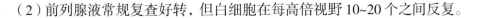

三、发病情况

1. 发病年龄

13~17 岁 2 例，占 4%；18~45 岁 41 例，占 82%；46~54 岁 2 例，占 4%；55 岁以上 5 例，占 10%。其中最小年龄 13 岁一例合并包皮过长，最高年龄 63 岁一例合并前列腺增生。

2. 婚否、手淫与发病的关系

显性患者 47 例，其中已婚 25 例，未婚 22 例；有手淫史 29 例，无手淫史 18 例。隐性患者 3 例，全部已婚，均无手淫史。

在已婚患者 28 例中，20 例以不育为主要原因而就诊。

四、临床表现

1. 症状

有尿频，排尿不尽者 42 例，占 84%；腰酸 44 例，占 88%；有下腹、腹股沟、阴囊、会阴隐痛或坠痛 32 例，占 64%；尿道滴白 26 例，占 52%；伴有神经衰弱症状 28 例，占 56%；不射精 7 例，占 14%；阳痿 4 例，占 8%；早泄 3 例，占 7%；血精 3 例，占 6%；性恐惧 1 例，占 2%。

2. 其他合并症

合并慢性结肠炎 5 例，占 10%；合并慢性咽炎 8 例，占 16%；合并慢性附睾炎 3 例，占 6%；慢性膀胱炎 2 例，占 4%；合并精索静脉曲张 9 例，占 18%；合并关节炎 4 例，占 8%。

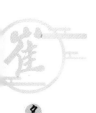

3. 体征

（1）前列腺触诊情况：前列腺增大 18 例，占 36%；前列腺萎缩、泥软 7 例，占 14%；触痛 11 例，占 22%；前列腺呈瘢痕状 9 例，占 18%；正常 5 例，占 18 例。

（2）前列腺按摩情况：易获前列腺液 46 例，占 92%；难获前列腺液 3 例，占 6%；未能获得前列腺液 1 例，占 2%。

4. 化验结果

（1）前列腺液常规检查：白细胞"+"~"++" 35 例，占 70%；"+++"以上 12 例，占 24%；"+"以下 3 例，占 69%；卵磷脂小体极少 12 例，占 24%；"+"~"++" 36 例，占 72%；2 例，占 4%。

（2）精液常规检查：对已婚属生育期年龄组 19 例及 22 岁以上未婚患者 5 例进行精液检查，结果如下。精子数目每毫升 6 千万以上 7 例，占 29%；4.5 千万~6 千万 10 例，占 42%；3 千万~4.4 千万 4 例，占 17%；3 千万以下 3 例，占 12%。

5. 辨证分型治疗

（1）肾气不固型：症见滑精早泄，夜尿频多，或尿后余沥，腰膝酸软，四肢不温，面色㿠白，口淡而常不欲饮，舌胖、苔薄，脉沉细，化验精子数目偏少。治以温补肾阳，用金匮肾气丸为主治之。

（2）阴虚火旺型：症见遗精，阳事易兴，血精，心烦失眠，五心烦热，舌质红，脉细数。治以滋阴降火，用大补阴丸为主治之。

（3）脾虚气陷型：症见尿道口滴白，腰腹、会阴坠胀不适，倦怠无力，大便溏薄，精子活动力偏低，舌淡，苔薄白，脉缓或濡细。治以升阳补气，用补中益气汤为主治之。

（4）肝气郁结型：症见与性兴奋有关的下腹部、阴茎、阴囊部、腹股沟部有痛点不明确的隐痛，小便涩滞或胀痛，胸闷不舒，易怒，食欲不振，症状每因情志不遂而加重，舌质红，苔薄白干，脉弦细。治以利气疏导，用沉香散为主治之。

（5）气滞血瘀型：症见会阴部有固定的刺痛，大便秘结，直肠指检见前列腺增大、触痛，舌质紫黯、或有瘀斑，脉沉涩。治以行血破瘀，用桃仁承气汤为主治之。

（6）湿热下注型：症见尿道滴白赤浊，排尿热涩疼痛，精子活力低，甚至精液有白细胞，舌质红、苔腻，脉细数。治以清利湿热，用程氏萆薢分清饮为主治之。

（7）脾肾阳虚型：兼有肾气不固与脾虚气陷两型的证候。治以温补脾肾，用丹溪萆薢分清饮为主治之。

五、讨论

《黄帝内经·痿论》中称的"白淫""盉""水液混浊"，以及《诸病源候论》《景岳全书》《医宗金鉴杂病源流犀烛》等书中称的"白浊""赤浊""劳淋""精独""虚劳"中的许多证候，与慢性前列腺炎的临床表现相类似。

1. 病因病机

"白浊""赤浊""精浊"是慢性前列腺炎的主要症状，其病所在"精"。关于"精"的论述，祖国医学包涵的范围较广。五脏六腑俱各有精，但仍然强调肾为藏精之脏，其在行使功能时，"听命乎心"，肾主水，心主火，水火升降适宜，精气内持；若水火不交，升降失调，精元失守，而生浊病。

精之藏制在肾，而精之主宰在心。肾主封藏，肝主疏泄，肝肾皆有相火，而均系上属于心。心，君火也，为物感则动，心动则火亦动，动则精自出。

引起精之为浊的缘由是多因性的：相火妄动，扰乱精室，精离其位，不能闭藏可也；心肾不交，精滑不固可也；脾气下陷，土不制湿，水道不清可也；脾虚气陷，精微转输失调可也；下焦湿热蕴结熏蒸，精败而腐可也，病因有

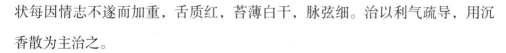

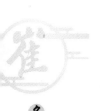

寒有热，而以本寒虚热居多；病性有虚有实，而以虚中挟实为多。

本组病例中，18~54 岁患者占 86%，其中 18~45 岁占 82%，发病年龄主要集中于性功能旺盛时期，可见本病的发生与性生活的调节有密切关系。而人类的性行为又与思维、情绪、情感、生活的环境等等有密切关系。节制有度的性生活，阴平阳秘，精路气血畅达多纵欲过度，肝肾阴亏，精液耗损，筋脉松弛，甚至气聚血瘀，湿浊败精，堵塞精道。近 60% 患者有手淫史也说明了不适当的性生活是一个重要原因。正如《黄帝内经》所云："思想无穷，所愿不得，意淫于外。"临床上除大多数为纵欲患者外，也有少数不当禁欲的患者，由于种种原因，强制忍欲，也可以造成血瘀精郁，甚至精、瘀化热。

脾主运化、主湿，后天化生精气、精液，与脾有密切关系。脾虚则精的后天发生乏源，气陷则精失提举摄制之力。

肝经循阴器，抵小腹，主精道行径。肝气郁结，精道气机不畅。性欲经常得不到满足，或不正常、不协调的性生活致情志内郁，木失条达，肝气横逆，疏泄无权，气化失宣，膀胱气滞不利，也可导致发病。

膀胱毗邻精关、精道，湿热蕴结膀胱，下注蕴结于膀胱的湿热之邪波及精关、精道也可引起排精或精液异常。

总之，其病因与肾虚、膀胱湿热、肝郁脾虚、气滞血瘀有关。主要病机可概括为：①肾阳虚衰，精关不固；②肝肾阴虚，相火扰精；③湿热下注，瘀血败精；④脾虚气陷，精失提摄。

2. 关于证候

在本组病例中，腰酸及尿频、排尿不尽为最多见的症状。此外，半数以上患者有肝经循行部位的隐坠痛，以及头昏、失眠等神经衰弱症状和尿道滴白。

与慢性前列腺炎有关的多种病机，都可发生腰酸，故显性前列腺炎患者，几乎都有腰酸症状，不过，腰酸的特点略有不同。如肾阳虚者为酸而冷，遇温减；脾阳虚者为腰部坠感；阴虚者为酸痛灼热，得冷痛减；湿热者胀痛沉重。

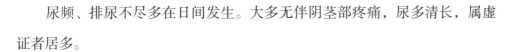

尿频、排尿不尽多在日间发生。大多无伴阴茎部疼痛，尿多清长，属虚证者居多。

发生肝经循行部位疼痛者，症状与情志关系密切。尤其在性冲动而未能射精前，或性生活后症状加重。在未婚而有较频繁的手淫病史患者，以及婚后数年不育患者，此项症状较多发生。

虚证为主患者，尤其合并较频繁的梦遗或滑精，以及忧心忡忡的婚后不育者较多发生神经衰弱症状。主要为思虑伤脾，心脾两虚，神不守舍，或心肾不交，肾阴不能上济于心，心阳独亢所致。

尿道滴白在实证、虚证均可发生。临床上以脾虚气陷、肾气不固，或脾肾阳虚等阳虚证多见。阳主气化，主升提，主宣通。阳虚，精液气化不全，固摄无力，流动不畅，郁积下陷而外溢。

在本组病例中，90%患者直肠指检前列腺可发现阳性体征。前列腺分泌功能尚好者，按摩易获前列腺液，且腺体多呈现不同程度的增大，并有触痛。前列腺分泌功能较差者，按摩不易获得前列腺液，且腺体呈现不同程度的萎缩、泥软，或瘢痕状。

前列腺液异常是诊断慢性前列腺炎的重要指征。凡前列腺液镜检发现每高倍视野白细胞高于10个，或卵磷脂小体明显减少者，不论有无自觉症状，诊断均可确立。本组病例，前列腺液白细胞增加，阳性率达94%。卵磷脂小体减少，阳性率高达96%。

大多数慢性前列腺炎患者，腺体分泌功能尚好，较易按摩得到前列腺液。少数前列腺萎缩，或呈瘢痕状改变者，腺体分泌功能差，较难按摩获前列腺液。

对24例生育期年龄组进行了精液常规检查，发现精子数目在正常值6千万以下者17例，占71%。而精子活动力在良好率60%以下者，却有22例，占91.7%。可见，慢性前列腺炎不仅能影响精子的生成，而更多见的是引起精浆的异常，抑制精子的活动力。本组病例已婚患者28例中，有20例以不

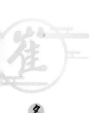

育为首要原因而就诊。

慢性前列腺炎的合并症以左侧精索静脉曲张、慢性咽炎、慢性结肠炎为多。合并左侧精索静脉曲张者，临床辨证分型多属气滞血瘀或脾虚气陷型。有2例行精索静脉—髂外静脉分流术后，前列腺炎症状、体征明显减轻。合并慢性咽炎者，多属阴虚火旺型，其症状的轻重与咽炎的轻重相平行。合并慢性结肠炎者，多属脾肾阳虚型，针对前列腺炎的内治与外治，也常能使结肠炎的症状得到缓解或减轻。

3. 关于辨证

慢性前列腺炎的证候大多与肾、肝、脾有关。

肾主藏精，开窍于二阴，主发育与生殖。肾的精气包括肾阴和肾阳，在人体内相互制约，相互依存，维持生理上的动态平衡。

精能化气，肾精所化之气，称为肾气，肾主发育与生殖的功能是通过肾气来支配的。而肾精化生肾气，是由肾阳蒸化肾阴而产生的。肾阳虚，温煦和生化功能不足，无力化生与鼓舞肾气，肾气不固，失其封藏固摄之权，调节"精""溺"排泄功能障碍。如肾阴虚少，水不足以济火，也不足以涵木，相火偏亢，扰动精关，精动外溢。

肾阳虚的特点是有寒象，尤以腰以下冷感，喜温；肾阴虚的特点是有烦热（虚热）。由于肾阳与肾阴都属于肾精，因此在病变过程中常互相影响。肾阴虚到一定程度，肾阳赖以化生的物质基础不足，故累及肾阳。肾阳虚到一定程度，吸收诸藏之精以化生肾精的功能低下，也可伤及肾阴。成为阴损及阳，或阳损及阴的肾阴肾阳两虚证。

肝的主要功能是主疏泄，主藏血。其疏泄功能，主要关系到人体气血的调畅。气机可以说是对人体各种脏腑功能活动形式的基本概括。由于肝经下循阴器，除肝气郁结引起的气机不畅可在所经循部位发生不通则痛的症状外，其他脏腑功能失调，也可经过肝主疏泄、主气机的活动枢纽反映到肝经所循行的部位而引起气滞不畅的症状。气滞血瘀，瘀久化热，瘀热蕴结可败精，因此又可发生肝肾同病的证候。

脾为后天之本，主运化，升清。脾气健运，后天精血生源充足，水液代谢输布运行不聚；脾失健运，精血化源不足，升清降浊无权，水湿停滞潴留，因此发生中气下陷的证候。严重的脾虚，后天之精不足，使肾精不能得到足够的补充，脾病及肾，发生脾肾阳虚证候。

4. 关于治疗及疗效分析

（1）治疗原则：凡热者宜清，涩者宜利，下陷者宜升提，虚者宜补，阳气不固者宜温补命门。但清之不能过寒，涩之不能因而影响气机的通畅，升提须防劫阴，补之不能过腻。①以疏肝行气，活血祛瘀，调节气机为改善症状的着眼点。不少患者，症状繁多，情绪焦虑，但常常与阴器上下疼痛不适为最敏感的症状。此时，应主要抓住疏肝行气活血的治则，使疼痛症状减轻，提高患者治疗的信心。过早的补肾填精，而肝郁未解，患者的自觉症状改善不明显，往往会加重其焦虑的心情，甚至放弃继续治疗。②不能以前列腺液中白细胞的多少作为可否应用温肾法的依据。湿热下注下焦，蕴热伤精败液，可致前列腺液中出现白细胞；肾阳虚，不能化气行水，下元失于温养，气机不力，湿浊停滞，血瘀精郁，也可导致前列腺液的引流不畅，继发感染而出现白细胞。因此，临床治疗上，选择清法还是温补法，不以前列腺液中白细胞的多少为限制条件。③滋肾时须防滞脾。慢性前列腺炎的阴虚有热，多表现为热在下焦血分，肾与膀胱主之，宜用气味俱阴之药除其热，泄其闭塞，以滋膀胱肾水之下元。但滋肾之剂，黏腻之品较多，过用则有滞脾之弊。脾滞失运，生化泛源，无米之炊，也无法达到壮肾精的目的。因此，在应用时，要注意患者的食欲以及消化功能。如脾虚，则首先益气健脾，或健脾补肾行气并用。

（2）疗效分析：本组病例中属阴虚火旺以及湿热下注两型最少，其治疗效果也最好。分析其原因，可能为此两种证型，或属病发未久，虽有伤阴，

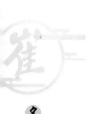

但未损及阳，调节阴阳失调较易奏效；或属实邪为患，未恋阴分，力专驱邪，也较易收功。然属肾气不固患者较多，其治疗效果也较差，因造成肾阳虚衰，冰冻三尺非一日之寒，鼓足肾气亦非短时之功，况且，由于肾气不足与多脏器的生化、化精功能低下形成恶性循环，互相影响，也给调顺阴阳造成困难，尤其是脾肾阳虚者，因赖以脾的运化、输布精微的肾阴以及温煦、引发各脏器功能的肾阳均不足。所以，调顺阴阳，往往需要先从治脾入手，脾运渐健，吸收功能逐渐恢复后，患者才能有效吸收药物。由调脾到温肾而产生效应往往需要一个较长的时间。

肝气郁结及气滞血瘀型的治疗，对改善症状的有效率较高，但治愈率较低，尤其是肝气郁结型。其原因可能与肝气郁结既与多脏器的功能失调有关，又常常受情志变化，思维活动等因素的干扰。

中医辨证治疗慢性前列腺炎，对改善症状，效果较好。本组病例，有效率为96%。但治愈率仍较低，仅46%。而且在痊愈标准中，没有把精液常规的恢复正常当为指征，怎样提高慢性前列腺炎而引起的精液异常等问题，仍有待不断研究探讨。

一、病因病机

前列腺增生是老年男性常见病、多发病，是由于前列腺上皮与间质增生，导致以前列腺进行性增大而引起膀胱尿液排出受阻的疾病。崔教授认为，肾气虚是前列腺增生发病的基础病因；瘀滞造成膀胱出口梗阻，引起排尿困难或尿潴留，是前列腺增生的局部有形病变；而脾气虚既是前列腺增生排尿不畅，日久导致中气下陷的结果，又是加重排尿困难的继发因素。因此，肾气亏虚、脾气虚弱与瘀阻水道是前列腺增生发生膀胱激惹与下尿路梗阻的三大关键病因病机。

1. 血瘀是前列腺增生的关键因素

血瘀理论与导致前列腺增生的生长因子假说。这种假说认为，在反复的前列腺微损伤的情况下，前列腺上皮细胞或基质细胞或基底膜产生生长因子（如 P-FGF），生长因子使间质细胞增生，形成原始基质，这些原始基质反过来作用于邻近的上皮细胞，引起前列腺增生。憋尿、前列腺炎症、泌尿系统感染引起的前列腺应激反应，因尿液逆流进入前列腺及炎性代谢产物等导致的前列腺结石，前列腺因炎症所致的瘢痕与纤维化（B超检查前列腺增生患者的前列腺，内有大小不等的光斑，这些光斑是结石、纤维化或瘢痕），是前列腺微损伤的根源。这种微损伤，从中医角度来说符合血瘀理论。另外，性事不协调者，前列腺液瘀积于前列腺脉管与腺泡中，或精子团块瘀积于前列腺内的射精总管，造成血流迟缓而瘀，亦是形成微损伤的病因。可见诸多因素导致前列腺微损伤，从而使其产生生长因子，导致增生。这种微损伤的观点，与

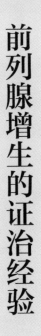

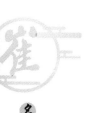

中医外伤血瘀、瘀湿、瘀热合邪成癥块等有形的病理改变原理类似。

前列腺增生可兼有慢性前列腺炎，而慢性前列腺炎重要的病理是血瘀。如长期骑车、驾车、久坐，使前列腺慢性充血、局部血气运行不畅、瘀滞；长期手淫，或久无房事，或故意忍精不泄，或意淫于外，精离其位，导致败精浊液瘀滞于腺体，气血运行不畅，精血瘀滞；或劳伤过度，气不行血；或久卧湿地，湿阻血行；或下焦湿热久不愈；或不洁性交，邪毒外袭，日久不除，使邪留血滞。诸多因素，造成前列腺血行瘀滞而引发前列腺炎。可见，"瘀"是慢性前列腺炎的病理基础。治疗慢性前列腺炎的前列安栓、前列通瘀胶囊就是根据这些瘀阻理论而开发的，并取得了很好的疗效。

2. 肾脾气虚是前列腺增生的前决因素

前列腺增生，好发于45岁以后，50岁以后逐渐显露症状。而青壮年时期不发病，是因为肾气盛，气血尚能畅通，而不致形成癥瘕。在老年发病，是因肾气衰，气化失司，气血运行不畅，瘀滞日久而成癥瘕。所以，此时触诊前列腺，已失去正常形态，或侧叶或中叶增生，或中央沟变平或突出。老人肾气不足，肾气虚则五脏皆弱，气血运行及水谷精微代谢与升降功能皆失常态。老年人肾虚的另一种表现是机体的调节功能紊乱，性激素平衡失调，是该病发作的决定因素。肾虚日久，必兼脾虚。脾主肌肉，肾气协同膀胱司水湿下行，脾肾虚弱，必然导致前列腺增生患者尿路梗阻而致膀胱逼尿肌不稳定，逼尿肌收缩功能受损及膀胱顺应性改变，从而导致残余尿量增多，发生无症状的慢性尿潴留。重者火不制水，水凌心肺而发生尿毒症；或脾肾阳虚至极，肌肉无力，肾气不化，发生充盈性尿失禁。

二、临床表现以脾肾虚论，指诊表现以瘀论

前列腺增生首发症状是尿频，老年尿频为肾虚。肾与膀胱相表里，肾虚则膀胱失约，故尿频而清长，夜尿次数增多，每晚2次或7、8次不等。肾虚，

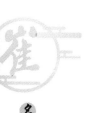

膀胱气化失司，分清泌浊功能减弱，肾虚不固，夜间阴气盛，阳气虚，膀胱因阳虚而失约尤为明显。排尿困难，除因中气不足，肾气虚衰，气化失司，肌肉乏力外，亦与瘀阻使水道狭窄有关。而尿线细、尿线无力、尿踌躇，除中气不足外，亦与尿道瘀阻有关。此外，触诊前列腺的大小、质地及中央沟变浅或消失等，亦是重要的辨证依据，这表明前列腺增生除脾肾虚外，尚有瘀阻癥瘕的本质。前列腺增生早期，直肠指检前列腺中央沟存在，或略变浅，侧叶前列腺轻度增大，伴见尿频、夜尿增多、尿踌躇、性功能减退，或腰膝酸软，舌质淡而黯、苔白，脉细弱，属瘀血阻滞，肾气虚弱。前列腺增生中后期，直肠指诊中央沟变浅或消失，侧叶或中叶增大，残余尿量增多，或慢性尿潴留，或伴下腹坠胀，倦怠乏力、纳呆，舌体胖而暗或紫，脉沉细。证属瘀血阻滞，肾气虚衰，脾虚气陷。

三、辨证论治

前列腺增生整体为肾脾气虚，前列腺局部属实，即血瘀兼瘕。本病虚实夹杂，治当攻补兼施，病久当缓攻。治宜祛瘀软坚、补肾益气。前列腺增生，治以活血软坚为主，常用穿山甲粉、皂角刺、鳖甲、桃仁、山楂、莪术、夏枯草、红花等，量不宜大，久服渐去病邪。全身调节，以益气补中固肾为主，常用偏温而不滋腻之品，如肉桂、桂枝、附子、淫羊藿、巴戟天。常以桂枝配茯苓化气利水，或配蝼蛄以加强利水之效。健脾益气补中，重用黄芪配党参、白术；始服以汤剂，后以丸散缓功。

1. 肾气虚衰

肾气不足，膀胱失约，故小便频数，气化无权，则排尿无力，舌质淡、苔白，脉细弱。可选用右归丸或金匮肾气丸。

2. 脾虚气陷

脾为气血生化之源，脾气虚弱，运化、气化缓慢，肌肉乏力，膀胱尿液

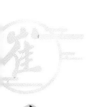

排空障碍，发生慢性尿潴留，故排尿频数、不利，舌淡、苔薄白，脉沉细。治宜益气健脾。可选用补中益气汤合五苓散加减。

3. 瘀积内阻

长期排尿困难，致气滞血瘀，瘀阻相合，使水道出口狭小，梗阻不通，尿流如线、分叉，排尿时间延长，或排尿分几段排出。舌质紫黯、苔厚腻，脉细。治宜益肾补气化瘀。方用益肾通加减。

四、病案举例

黄某，65岁，离休干部。排尿踌躇，尿频，排尿时间延长，尿后余滴，病史5年。夜尿次数5~8次，曾发生急性尿潴留，需急诊停留尿管导尿治疗2次。有高血压及糖尿病史4年，常觉腰膝酸软，倦怠乏力，舌体暗胖，薄白苔，脉细。直肠指检前列腺约6.5cm×5cm，中央沟消失，质地中等，表面光滑；前列腺B超6.5cm×5cm×5.0cm；膀胱残余尿量105ml；最大尿流率9ml/s，尿流时间40s。诊断：前列腺增生。中医辨证：肾虚，脾弱，瘀阻。治疗原则：益肾，补气，化瘀。方药：肉苁蓉、黄芪、泽兰、三七等。治疗8周后，排尿基本通畅，夜尿2次；膀胱残余尿75ml，最大尿流率12ml/s，尿流时间25s。

林某，73岁，退休工程师。尿频、尿急，尿后余滴，小腹胀满，病史7年。夜尿次数4~8次，常发作尿失禁，曾发生急性尿潴留3次，均需停留尿管导尿治疗。倦怠乏力，腰骶坠胀，舌质淡黯，薄白苔，脉细。直肠指检前列腺6.0cm×6.0cm，中央沟消失，质地稍硬，但表面光滑。膀胱残余尿量120ml，最大尿流率7ml/s，尿流时间45s。诊断：前列腺增生。中医辨证：脾肾阳虚，瘀湿阻络。治疗原则：温阳补气，化湿行瘀。方药：熟附子、肉苁蓉、北芪、白豆蔻、泽兰、三七等。治疗12周后，夜尿2次，膀胱残留80ml，最大尿流率10ml/s，尿流时间25s。

良性前列腺增生（BPH）是指前列腺间质与上皮增生导致以前列腺进行性增生引起膀胱液排出受阻为特征的疾病，是影响老年男性生活质量及健康状况的常见病。良性前列腺增生在临床上主要表现为两组症状群，即膀胱刺激症状和下尿路梗阻症状。膀胱刺激症状包括尿频、尿急、急迫性尿失禁；下尿路梗阻症状包括排尿踌躇，费力，尿流细弱，终末滴沥，排尿时间延长，尿潴留及充溢性尿失禁等。中医药治疗良性前列腺增生的临床报道很多，症状控制也较理想，但辨证分型太过繁琐，机制说明欠清，应用者难以抓住问题的关键。所以，以辨证论治为方法论，注重综合性整体调节的中医中药治疗，对于多元性病因、多元化症状的良性前列腺增生，区别个体，分阶段地重点考虑目前的主要因素，标本兼治，治法灵活变通，更具有现实意义。

一、中医对良性前列腺增生的认识

1. 正常生理排尿过程的脏腑协调模式

人体正常的排尿过程是通过肾、脾、心、膀胱的正常功能及其协调来完成的。肾主要以分清泌浊的方式影响水液代谢。人体摄取食物水分，经脾的运化，精华被吸收生成血液、津液和精液，输送到全身的机体组织，参与及影响全身机体组织的功能活动；代谢所产生的废液被泌浊而下输膀胱形成尿排出体外，肾对尿的生成有决定性的意义，故称肾主水。此外，肾与膀胱相表里，肾气在参与膀胱气化和司膀胱开合调节方面也有重要的作用。脾运化水谷精微到人体全身各组织器官中去，以发挥其滋养濡润的作用，同时又把机体组织

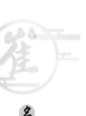

代谢产生的废液，经脾气的运化水湿功能下输膀胱，排出体外。因此，脾有促进水液代谢的作用。而心主神志，接受各种刺激指令，协调脏腑功能。膀胱为州都之官，贮藏尿液，到一定容积时，产生的压力刺激为主神明的"心"所接受，形成心与膀胱的生理反馈。

2. 良性前列腺增生引起排尿困难的机制

本病的发病率与年龄呈正相关。由于老年人肾气渐衰，肾中阳气不足，固摄无权，膀胱气化乏力，开合失控，加上相关脏器病变的多元性影响，故易发病。如脾虚则水湿运化不畅，肌肉萎缩无力。而且中老年后的肾、脾功能呈缓慢进行性衰退，因此，尿频、夜尿次数增多、排尿困难等症状也是一个慢性过程。由于长期努挣式的排尿，导致水道局部气滞血瘀，瘀湿相合，致局部肿大，甚至变硬，形成了围绕尿道出口部位前列腺的增生。局部瘀阻形成后，排尿困难加重，伤精耗气，与肾气虚衰、中气不足形成恶性循环，症状不断加重。

3. 排尿症状的中医理论分析

（1）夜尿次数增多多因肾虚，膀胱气化失职，分清泌浊功能减弱；或肾虚不固；而且夜间阴气盛，阳气虚，膀胱因阳虚而失约尤为明显。

（2）尿频有虚、实之分。虚者为肾虚，肾与膀胱相表里，肾虚则膀胱失约，故尿频而清长；实者为瘀阻化热，湿热下注膀胱，气化失常所致，常伴尿急、尿痛、排尿困难、尿道灼热等。

（3）排尿困难指尿液排出费力，尿液点滴而出，严重者可发生急性尿潴留。排尿困难也有虚实之分：虚证者排尿无力，见于中气不足与肾气虚衰、脾虚气弱等；肾阳不足，肾气不化，也可致排尿无力。实证的排尿困难合并有疼痛或血尿，见于瘀湿化热阻滞膀胱或尿道瘀阻。瘀湿化热壅滞膀胱者，瘀、湿、热互结；膀胱尿道瘀阻者，尿液出口变窄或受阻，故排尿困难。

（4）良性前列腺增生引起的尿失禁为充溢性尿失禁，与神经损伤或控制失调的真性尿失禁有区别，故又称为假性尿失禁。多因肾阳虚，命门火衰，气化无权，制约失职引起。

二、辨证治疗

1. 肾气虚衰

良性前列腺增生早期，直肠指检前列腺中央沟存在，或略变浅，侧叶前列腺轻度增大。由于肾气为人体功能活动的动力基础，肾司膀胱开合，肾气不足，膀胱失约，故小便频数；气化无权，则排尿无力；夜间阴盛阳衰，故肾阳虚，肾气不足则夜尿次数增多、性功能减退，或有腰膝酸软及精窍失于充养所致的眩晕、耳鸣等。察其舌质淡、苔白，脉细弱。对尚未出现形寒肢冷者，治宜补肾益气，可选用右归丸或金匮肾气丸；出现形寒肢冷者，宜温阳补肾，化气行水，可选用济生肾气丸加减。

2. 脾虚气陷

良性前列腺增生中、后期，直肠指检中央沟变浅或消失，侧叶或颈下叶明显增大，残留尿量增多。脾主肌肉，为气血生化之源，脾虚气弱，运化、气化缓慢，肌肉乏力，膀胱尿液排空障碍，发生慢性尿潴留，故排尿频数、不利。此外，还可有腹部下坠、倦怠乏力、善太息、纳呆等。舌体胖、舌质淡嫩、苔薄白，脉沉细。治宜益气健脾、升阳举陷，可选用补中益气汤合五苓散加减。

3. 瘀阻气虚

瘀阻气虚型的良性前列腺增生大多数有局部水道出口瘀阻、全身肾气虚、中气不足等表现。由于肾气渐衰为发病的根本原因，脾弱中气虚陷加重了排尿困难的症状，长期排尿困难，致气滞血瘀，瘀阻相合，使水道出口狭小，梗阻不通，甚至导致急性尿潴留。察其舌质淡黯、苔白，脉细弱。治宜益肾补气化瘀，方用益肾通加减。益肾通为我科的经验方，该方的特点是整体与局部兼顾，益肾补中气以固其本，化瘀针对局部瘀阻。另外，我们研制的前列安栓，由珠海丽珠制药厂生产上市，为直肠局部用药。临床研究证明，前

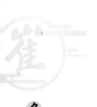

列安栓能显著改善前列腺局部的瘀阻病变。

4. 瘀阻气虚

瘀阻气虚见于良性前列腺增生合并感染者。症见尿频，尿短赤热，尿液点滴而出，甚至尿闭不通，茎中疼痛，小腹胀满。此乃瘀湿化热，壅阻膀胱，气化失常，开合不利，故排尿不利而短赤灼痛；气机不畅，则小腹会阴胀满感；甚者气机闭塞则尿闭不通，为急性尿潴留。舌质红、苔黄腻，脉滑数。治宜清热利湿，行瘀通淋，方用八正散加减。

三、精液异常与慢性前列腺炎的关系

慢性前列腺炎是常见的男性病。据统计，在 35 岁以上的青壮年发病率高达 40%。但由于症状的显著与隐匿差异较大，故临床上仅以具有较显著症状者，以及婚后发现性或生育能力障碍者就诊。笔者对均经前列腺液检查确诊的 237 例专科门诊病人进行了生育、症状等方面的调查。就生育能力而言，在就诊病人中明确有影响者 179 例，占 75%。可见改善精液的生理状况，提高生育能力，是治疗慢性前列腺炎中重要的问题。本文对生育能力障碍的 179 例进行分析，发现影响精液的液化速度的因素较多。前列腺液 pH 在 60~6.5，前列腺液中卵磷脂含量偏低，以及前列腺液中白细胞数偏高等，均可导致精液不液化。此外还发现精子的活力，与前列腺液中的卵磷脂小体含量比率有较密切的关系，卵磷脂小体含量比率越低，精子的活力越低。而精子的活力与前列腺液中白细胞数目的多少则未发现明显的规律性。

临床研究中，笔者把影响生育能力的慢性前列腺炎按治疗的主攻方向分为精液不液化或液化不良，及精子活力偏低两大类型。精液不液化或液化不良者，临床多无明显症状，39 例中仅有 5 例有腰酸，易倦怠的症状。39 例中细菌培养发现厌氧菌感染者仅 3 例，其余培养均无菌生长。初诊舌象，在 39 例中有舌质黯红、或舌有瘀斑者 28 例，脉涩者 11 例。本组病人均为婚后 2

年以上，同居未育原因就诊。治疗原则为化瘀、消滞、补气益肾、分清泌浊。化瘀常用田三七、丹参、金铃子、赤芍、桃仁；消滞常用莱菔子、山楂、麦芽；补气常用黄芪、牛大力、党参；补肾常用山茱萸、肉苁蓉、菟丝子、女贞子、枸杞子；分清泌浊常用川萆薢、桑螵蛸、芡实、淮山药。精子活力偏低者，情况较复杂，即影响精子活力的原因较多本文把先天性染色体异常，如47xxy嵌合体核型、睾丸曲细精管生精功能不良的无精症排除在外。单纯的慢性前列腺炎，对精液的影响，多表现为降低或减弱精子的活动率及活动力方面，而对精子数目的影响则较少，影响男性生育能力的全身性疾病如糖尿病、胶原性疾病、病毒性肝炎及垂体、甲状腺、肾上腺、睾丸等内分泌器官的病变，以及影响男性生育能力的局部性疾病，如精索静脉曲张，多同时对精子的数目、活动力、活动率、形态等方面发生影响。单纯性慢性前列腺炎，多伴有白天尿频、排尿不尽、腰以下、大腿上1/2以上、部位不明确、范围广泛的忧郁状隐痛，也常伴有尿道口滴白、失眠、腰酸、倦怠等症状。症状轻重差异较大，但症状的轻重与前列腺液中的白细胞数不成正比规律。舌多淡、白腻或薄黄苔，脉多弦或滑。治疗原则为利湿解毒，行气化瘀，补气益肾。利湿解毒常用土茯苓、黄柏、穿心莲、车前子、苦参、蒲公英；行气化瘀常用小茴香、橘核、川楝子、赤芍、田三七、川牛膝、琥珀；益气健脾常用党参、黄芪、淮山药、白术；益肾常用菟丝子、熟地黄、何首乌、枸杞子、山茱萸、紫河车等。精子数目少并精子活动力偏低，常见于精索静脉曲张及部分慢性前列腺炎。单纯的精子数目过少，要注意先天性或后天性的睾丸因素，如先天性小睾症、病毒性腮腺炎合并睾丸炎，以及睾丸外伤等。精子数目少，治疗原则应以补益肝肾为主，以五子衍宗丸、六味地黄丸等为基础，因人、因症辨证论治。

目前，多数学者把由细菌感染所致的慢性前列腺炎、原因不明的非细菌性前列腺炎以及前列腺溢液或前列腺痛，统称慢性前列腺炎。在由细菌感染

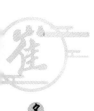

引起的慢性前列腺炎中，又有喜氧性细菌感染与厌氧性细菌感染，以及淋病性感染，真菌、支原体感染之分。喜氧细菌感染引起的慢性前列腺炎，多有急性过程，而后迁延而成，常有明显的尿频、排尿不尽、难以名言的隐痛等症状；厌氧细菌感染，则自觉症状常不明显，或仅有尿道、会阴部胀痛不适或灼热感；淋菌感染者有淋病性尿道炎，排尿疼痛，尿道口有脓性分泌物等急性发病过程；真菌、支原体感染，要注意有自身免疫性疾病的可能。尽管慢性前列腺炎的病因分类较复杂，但其影响男性生育能力的基本途径都是通过精浆的异常而导致的。精浆是附属性腺分泌物的混合物。精浆提供了输送精子和营养精子的基质，且能激发精子的活动力。精浆中的成分，尤其是前列腺分泌的卵磷脂小体、酶类、游离氨基酸、果糖、锌等，对维持精子的正常营养、能源有重要意义。精浆的理化性质的改变对男性生育能力也有很大的影响。前列腺液与精囊液为主混合的精液要维持在酸碱度为 7.2~7.8 的正常水平。偏酸、偏碱都会使精子活力变得迟钝。此外，前列腺液中的白蛋白能保护精子避免接受精囊液的有害作用，前列腺液中的蛋白分解酶和纤维蛋白溶酶又能使精液在 20~30 分钟内液化，有利于精子的获能。感染因素存在的慢性前列腺炎，由于巨噬细胞吞食大量脂类，使前列腺液内的卵磷脂小体消耗、减少，非感染因素的慢性前列腺炎，由于腺体、腺管长期充血、肿胀，以致萎缩，分泌功能减弱，也可导致脂类、酶类、白蛋白类等有利于维持精子正常内环境的稳定的成分不足。因此影响了精子的正常生理功能。

笔者常以消除患者的自觉症状为第一目标，以改善其精液的生理状态，提高性能力和生育能力为第二目标。消除患者的不适症状，要辨证论治，一般常配合或交叉使用疏肝解郁、清利湿热、活血化瘀、补中益气等治疗法则。如尿道症状较明显者，加用清心火法。当第一步目标达到后，治疗重点转入第二个目标。笔者在分析病例资料中发现前列腺液中卵磷脂小体的含量与精子的活动力呈正比关系。果糖是卵磷脂小体生成的主要原料，而果实类药物普遍含有丰富的水解性果糖。历代治疗男性生育能力障碍的名方，如《证治准绳》的五子衍宗丸、《景岳全书》的赞育丹、《卫生宝鉴》的三才封髓丹、《辨证录》的宜男化育丹、纯一丸、记忧散、造兴丸等果实类药物应用很多。其中补肾生精类有菟丝子、山茱萸、枸杞子、芡实、韭子等，健脾祛湿类有薏苡仁、砂仁、白芥子、车前子等。果实类药物多含丰富的易于水解吸收的果糖、黏蛋白以及酶和多种微量元素。这些药物恰好能针对慢性前列腺炎所引起的精浆成分异常。应用果实类药物，可根据其特长，辨证选用。肾阴虚者，可选用菟丝子、女贞子、沙苑子、山茱萸等；肾阳虚者，选用韭子、覆盆子、枸杞子、蛇床子等；脾虚气滞者，选用白芥子、车前子、莱菔子等；肝郁气滞者，选用金铃子、橘核、香附等；有瘀血者，选用桃仁、冬葵子、茺蔚子等。

补气益肾祛瘀法治疗前列腺增生的临床疗效观察

前列腺增生是老年男性极为常见的疾病，70岁以上者，发病率几乎高达50%。由于老年人多伴有不同程度的心脑血管病及心肺功能障碍，手术治疗合并症较多，危险性也较大，故非手术疗法是泌尿外科中有较重要现实意义的课题之一。笔者运用补气、益肾、祛瘀法，对58例门诊病人进行临床治疗，取得较好疗效，现总结如下。

一、诊断标准

夜尿次数大于3次；排尿时间延长，或间歇性排尿，或点滴状排尿；膀胱残余尿量大于60ml；排除性接触性传染病而导致的尿道狭窄；排除结核性膀胱炎；排除外伤性尿道狭窄。

二、一般资料

1. 发病年龄

45~50岁3例，51~60岁11例，61~70岁19例，70岁以上25例。

2. 症状

夜尿次数大于3次58例；排尿时间延长58例；间歇性排尿50例；点滴状排尿21例；假性尿失禁21例；血尿（肉眼）5例；有急性尿潴留史者23例。

3. 检查

膀胱残留尿量大于60ml 58例；直肠指检侧叶增大54例；前列腺中央沟变浅54例。舌象、脉象绝大多数舌体胖大、舌质淡黯、苔薄白，脉弦细。

三、治疗方法

1. 内服方药

黄芪 30g，党参 30g，肉苁蓉 30g，山茱萸 12g，王不留行 30g，路路通 30g，桃仁 15g，赤芍 15g，三七末 3g（冲）。

2. 服法

每日 1 剂，复煎与首煎液混合，分 2 次温服，一个月为一疗程。

3. 随症加减

伴尿痛，加灯蕊花、茺蔚子；口苦发热，加黄柏、栀子；前列腺质地较硬，加鳖甲、浙贝母；大便秘结加大黄（后下）、芒硝（冲服）；口渴，加天花粉、玄参。

四、疗效标准及结果

1. 疗效判断标准

参照《临床疾病诊断依据治愈好转标准》(人民军医出版社，1981 年)评定。

（1）痊愈：夜尿次数小于 2 次，排尿顺畅，膀胱残留尿小于 60ml。

（2）好转：夜尿次数减少，点滴状排尿症状消失或减轻，膀胱残留尿在 60~100ml。

（3）无效：症状及膀胱残留尿量无变化，或未有复查者。

2. 治疗结果

痊愈 38 例，好转 17 例，无效 2 例。

五、讨论

肾与膀胱相表里，膀胱的排尿能力，与肾气的盛衰密切相关，肾气充足，

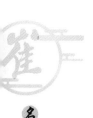

膀胱腑气通畅，则水道通调。若肾气木足，膀胱气化乏力，腑气郁滞不畅，气滞则血瘀，阻塞尿道，从而造成气滞与瘀阻的恶性循环。采用补气、益肾、祛瘀法，就是从治本着手。本文总结的 58 例，均有典型的排尿困难，且残余尿量均大于 60ml。58 例中，54 例直肠指检前列腺侧叶有不同程度的增生，中央沟变浅。经用上法治疗有效率达 96.5%，疗效满意。治疗后直肠指检复查，前列腺侧叶有 15 例恢复至正常水平，39 例有不同程度的缩小。本组病例已追踪观察 1~2 年，尚待更长时间的观察。但足以说明补气、益肾、祛瘀法是治疗前列腺增生的有效方法。方中黄芪、党参为补益元气之要药，肉苁蓉与山茱萸配合，补而不燥，壮肾阳，滋肾阴，为平补阴阳之佳品，肾气充实，则下焦水道通调，排尿畅利。王不留行下血消肿，路路通理气活血，通络利水，桃仁质润而沉降，活血祛瘀，润肠通便，赤芍清热解毒，凉血散血，三七止血而不留瘀，散瘀血而不妄行。诸药合用，益气活血，化瘀散结，消肿缩泉，利尿通闭，起到双向调节的作用。

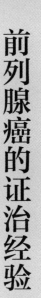

一、中医中药参与治疗的适应证

规范治疗中发生的不良反应，改善患者的整体不适症状，针对降低血前列腺特异性抗原（PSA）指数的研究治疗，要求中医中药治疗者。

二、治疗原则

清热解毒，通调水道，泻热逐瘀，消癥化积，凉血止血，祛瘀通淋，补脾益肾，运脾除湿，行气宽中。

三、推荐方药

黄连解毒汤（《外台秘要》），血府逐瘀汤、犀角地黄汤、大黄䗪虫丸（《医林改错》），人参固本汤（《古方八阵》），参附汤、丁香柿蒂汤（《证因脉治》），宽中八宝散（《赤水玄珠》）。

泌尿疾病

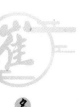

尿频的证治经验

一、病因病机

尿频是泌尿外科、男科疾病常会表现的症状之一，即排尿次数增多的现象。尿频指成人每日排尿次数 ≥ 8 次，或夜间排尿次数 ≥ 2 次，且每次排出尿量少于 200ml。尿频严重时数分钟排尿 1 次，每次尿量仅数毫升。正常膀胱容量男性约 400ml，女性约 500ml，随年龄、气候、饮水量和环境等改变，排尿次数及每次尿量亦有不同。一般白天排尿 4~6 次，夜尿 0~1 次。引起尿频原因有泌尿、生殖系统炎症，使膀胱容量减少，下尿路梗阻致残余尿等，常伴尿急症状，大多数患者难以忍受，严重影响其生活质量。西医治疗多采用抗生素或降低膀胱颈压力的药物（如 α 受体阻滞剂）等。

中医学将尿频归属淋证范畴。《诸病源候论》将淋证分为石、劳、气、血、膏、寒、热 7 种类型，并明确指出淋证病位在肾与膀胱。"肾虚则小便数，膀胱热则水下涩，淋沥不宣，故谓之淋"，是对以肾虚为本、膀胱热为标之淋证的病机概述，为后世多数医家所采纳，成为淋证主要病机理论。感受外邪或过食肥甘辛热之品，酿成湿热，注于下焦，蕴结膀胱，致气化失司，水道不利，遂发为淋证。久淋不愈，湿热耗伤正气，或年老体弱，及劳累过度，房事不节，均可致脾肾亏虚。脾虚则中气下陷，肾虚则下元不固，因而小便淋漓不已。或因虚致瘀，瘀久化热，瘀热阻络，经络阻滞，心肾不交，肾水不济，无以温养膀胱，致使膀胱气化失司，水道不利，而致小便频数、淋漓不尽。

二、辨证论治

崔教授认为，辨治淋证要注重整体观念，运用异病同治、同病异治、急则治其标等法则。根据患者主要症状特点、个体差异性及同时伴有的相关症状，进行分析归类，确定其能反映病变性质的证候属性。制定相应的治疗原则及处方用药，临床将尿频分为如下4型辨治。

1. 脾肾亏虚

尿频但无疼痛、无热感，夜间为甚，形寒肢冷，或小腹坠痛，舌质淡，脉细。多见于老年人，常见于前列腺增生患者。治宜益肾补气，祛瘀通淋。方用济生肾气汤、补中益气汤、桃仁四物汤加减。处方：熟地黄15g，山茱萸15g，桃仁15g，赤芍15g，泽兰15g，黄芪30g，党参30g，王不留行30g，升麻3g，柴胡3g。

2. 阴虚内热

尿频以白天为甚，伴下腹胀痛，腰膝酸软，多梦失眠，梦遗，耳鸣，口干，舌质淡红、少苔，脉细数。常见于慢性前列腺炎患者。治宜滋肾清心，行瘀凉血通淋。方用知柏地黄汤、泽兰汤加减。处方：黄柏15g，知母15g，熟地黄15g，山茱萸15g，桃仁15g，山药20g，沙苑子12g，女贞子12g，茺蔚子12g，王不留行30g。

3. 肝郁气滞

性兴奋或性生活后尿频，伴会阴、小腹、睾丸疼痛，情绪焦虑，舌质黯红、苔少，脉弦，常见于慢性前列腺炎患者。治宜疏肝行气，凉血通淋。方用橘核丸、凉血地黄汤加减。处方：橘核15g，川楝子15g，荔枝核15g，槐花15g，白芍15g，丹参15g，黄芩15g，柴胡5g，黄连5g，生地黄12g。

4. 湿热蕴结

尿频伴尿急、尿痛、尿灼热、尿末浑浊滴白，舌质红、苔薄黄，脉滑数。

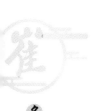

常见于尿道炎、膀胱炎或膀胱结石患者。治宜清利湿热。方用八正散加减。处方：大黄10g，黄柏15g，栀子15g，萹蓄15g，瞿麦15g，赤芍15g，桃仁15g，车前子15g，滑石30g，甘草5g，虎杖20g，土茯苓20g，蒲公英20g。

三、临证经验

1. 强调活血化瘀

由于外感湿邪，湿阻血行；或长期手淫，或久无房事，或行房忍精不射，或意淫于外，精离其位，致败精浊液瘀滞于腺体，气血运行不畅，精血瘀滞；或劳伤过度，气不行血；或下焦湿热蕴久不愈；或不洁性交，邪毒外袭，日久不除，使邪留血滞。诸多因素，造成尿道瘀阻。崔教授根据长期临床经验认为"瘀"是本病发病关键因素之一，活血化瘀法应贯穿本病治疗始终。

2. 分清虚实，注重虚实兼顾

由于淋证病因以湿热为主，病位在肾与膀胱。病初多为邪实之证，久病则由实转虚。如邪气未尽，正气已伤，则表现为虚实夹杂。崔教授认为，治实则清利，治虚则补益，分清标本缓急，扶正不助邪，祛邪不伤正，标本同治，虚实兼顾。

3. 加强中西医结合

崔教授认为，采用中西医结合治疗本病，疗效确切。早期急性发作时，常合并出现尿急、尿痛、血尿、发热等症状，应用有效抗生素治疗，疗效较佳，且疗程短。对部分疗效欠佳、症状反复者，配合中药治疗，可收佳效。

尿石症是在环境因素、全身性病变及泌尿系统疾病等诱导下，产生于肾集合系统和膀胱内并停留于尿路任何部分的结石，以及结石的相关病症。常伴有血尿和相应部位不同程度的疼痛症状。

一、利尿不伤正

尿石症一病，多属中医"石淋"的范畴。对于其病因病机，古代医家多认为是由于下焦积热或肾虚引起。如《诸病源候论·淋病诸候》云："石淋者，淋而出石也，肾主水，水结则化为石，故肾客砂石。肾虚为热所乘，热则为淋，其病之状……甚者塞闷合闷绝。"《证治要诀》云，"石淋，溺有砂石之状，其溺于盆也有声，此即是精气结成砂石""治法……施以调气之剂"。《医宗金鉴》云："石淋犹如碱结档，是因湿热煎炼而成。"现多认为石淋之首要病因为湿热之邪蕴结于下焦，湿热相煎，炼液为石而成。我国南方气候炎热，降水丰富，全年空气湿度均较大，而其尿石症的发病率也明显高于北方，临证见患者多表现出湿热为患的症状，可见湿热之邪在尿石症的发病过程中起重要的作用。

崔学教长期工作于岭南之地，对于湿热之邪在尿石症形成中的作用有深刻的体会。他认为湿热之邪蕴结下焦，煎熬尿液，日积月累，致尿中杂质结为砂石。结石阻于水道，影像学检查可表现为肾盂积水和输尿管扩张。因此，治当"唯重利尿"。利尿之法因势利导，既可导湿热之邪下行随溺排出，消除邪热煎熬尿液之虞，防止结石的形成和发展，又可通过尿液的冲击作用，促使已成结石从阴窍排出体外。崔学

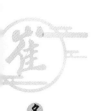

教在坚守利尿排石基本治则的同时，特别注意固护正气。他常说，现今尿石症用通淋排石利尿之药，医者知之者多，然知兼固正气者少矣。岂知结石下行，漫漫长路，寸功不离乎正气。通淋排石药多为寒凉之品，久服必伤阳气。故崔学教临证运用利尿之法，多首选药性较平和或兼有补益之功之品。车前子利水不伤阴，牛膝补肾活血，通淋利尿，引药下行，药而身兼数功，故崔学教临证在使用金钱草等通淋排石药同时，多喜配以两药，使利尿祛湿而不至过于伤肾中阳气，正气充足，加之药物的通淋排石利尿作用，自然使结石更易于排出。本院据崔教授经验拟定的通淋排石合剂、消瘀化石合剂、益肾排石合剂等 3 种院内制剂，针对临床尿石症不同证型，其主治功效虽各有侧重，然均不离乎利尿之法，足见崔学教对于利尿之法的重视。其驭方遣药，*丝丝*入扣，利尿排石，匠心独具。

二、分部而治，通法贯之

古之医家，因限于当时医疗技术条件，未论及结石所处部位对于治疗的指导意义。现代医疗影像技术的发展，已可轻易地分辨结石所处的位置。崔教授长期工作于临床一线，临证衷中参西，融会新知，不为古人所束，善于结合现代影像检查或泌尿外科腔内手术所见，认为结石所处的部位对于指导中医辨证用药也有着重要的意义。

肾结石及输尿管结石，阻于水道，首当阻滞局部气机之运行，造成局部气滞甚则气闭，不通则痛，故患者可出现腰腹部疼痛等症状，甚则绞痛难耐。崔教授临床中还观察到此种患者不少还合并便秘的症状，这从另一方面说明患者结石阻滞气机严重，已影响到机体腑气之运行。因而认为，对于肾及输尿管结石，或通淋排石，或通行气血，或通腑利湿，总以通法贯之，以期使气机畅达，正气充足，结石自可徐徐下行。崔教授喜于方中加用大黄以通腑行气。他认为，大黄既入气分又入血分，不仅可行气通腑，还能祛湿止血，且药性下趋，虽无排石之功，然对于结石急性疼痛者，既可畅气血之运行，缓解患者疼痛，又可止血以治血尿，还能助湿热之邪外出以治本，实为一味良药。

膀胱结石虽然也属于尿石症的范畴，然膀胱的结石对于气血及水道之碍较微，如若反复服用排石攻伐之药反伤诸正气，故崔教授多不主张单纯用排石治疗，而更强调患者多饮水，适当的憋尿，然后努力将结石冲出。如果结石大于1cm，难以自行排出的，则主张手术治疗。

三、病程久者当活血化瘀

结石欲下不得，日久停留，气病及血，血亦因之不行，亦有因手术创伤，因伤致瘀者，故患者可表现血瘀之象。崔教授临床发现此类患者单用利尿通淋之药效果常不甚满意，而加用活血化瘀药后常可收到较好的效果。崔教授认为，结石停留日久之患者，符合中医"久必入络""久病多瘀"的病理特点，且结石为有形之邪，其于气血之碍更甚，故临证不管患者有无血瘀之证，均可酌情加用活血化瘀之药。现代泌尿外科内镜观察到，肾及输尿管结石日久，易造成局部炎症水肿和局部纤维增生。崔教授于临床体会到活血化瘀法不仅可改善结石引起的局部炎症水肿及减少纤维化增生，还可促使结石断裂、溶解，并促进输尿管蠕动，且无明显利尿作用，对梗阻性结石导致的肾盂积水有着重要意义。基于此种认识，崔学教制定的消瘀化石合剂方中以三棱、莪术起活血化瘀之功，对于临床结石停留日久患者可起到较好的效果。

四、久病及肾当重温补肾阳

肾者主水，肾司气化功能正常，结石必不易形成，结石形成之后必然也影响肾之气化功能。虽然古代医家对于肾虚致结石早已论及，然而当今医家

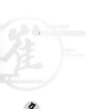

于尿石症却总囿于清利湿热之论，恐补益之药滞邪外出，竟置补益诸药弃而不用。而崔教授临证发现尿石症患者中，纵然湿热表现者为多，然不少患者以肾虚为本，湿热只为病标之表现。且经医者反复使用清利攻伐之品，久戕肾气，日久渐现肾阳虚中寒之证，患者常表现为腰胀痛、怕冷、夜尿多、便溏等症状。加之现代医学手术取石的创伤，亦易致患者肾阳虚。另外，泌尿系统结石患者中不少超声检查提示有肾积水之表现，此属中医水饮的范畴，饮属阴邪，水饮停留日久，亦可伤损肾中阳气。基于此，崔教授认为治疗此类患者均应考虑其症状、舌象、脉象并结合病程综合分析，从肾虚着手，采用补肾益气、温肾固本等方法，或补肾活血并用，以鼓舞激发肾气，从而增加肾盂及输尿管蠕动，提高结石排出率。崔学教于补肾诸药中，尤喜用辛热之附子。《珍珠囊》称附子"除脾湿肾寒，补下焦阳虚"。附子无姜不温，徐灵胎指出："干姜气味俱厚……则旋转于经络脏腑之间驱寒除湿和血通气所必然矣。"故附子、干姜配伍用于尿石症肾阳虚的治疗，有相得益彰之效。崔教授每于临证之中，辨证加用两药，常收意外之效。

五、治石之后更当防石

古人云：上工治未病。尿石症不管是手术碎石取石或药物保守治疗，其临床复发率均较高。崔教授秉承中医治未病之思想，于尿石症尤重其预防。崔教授结合现代医学机制，常常告诫患者宜多饮水。特别在夏季汗多或运动量大时，若尿量减少，更要注意适当增加饮水量，使水道通畅，降低尿石症的发病概率。同时，饮水主张不宜暴饮狂饮，提倡少量多次饮水，保证排尿量多，以利结石的排出。对于平素湿热体质患者，可常以金钱草泡水服用，使湿热之邪从小便而出，自无从结聚而成石。饮食上要注意减少食用高钙、高草酸类食物（如菠萝、草莓、豆类、橘子、咖啡等），必要时可进行尿石成分分析，针对结石的具体成分，进行辨证论治，以减少发病率。

六、病案举例

赵某，男，54岁，于2014年10月13日就诊。就诊时自诉反复右侧腰腹部隐痛不适半年。半年前右侧腰腹部隐痛不适，腹部平片和泌尿系统静脉路造影提示：右侧输尿管上段结石，并右肾积液、右侧肾功能不全。结石大小约18mm×12mm。在多家医院治疗，结石未排出。就诊时查患者右侧腰腹部隐痛，体瘦，疲惫，畏冷，大便溏，小便清，舌淡苔薄白，脉细弱。中医诊断：石淋（肾阳虚衰证）。西医诊断：右侧输尿管上段结石并肾积液。治宜补肾益气，温肾固本。方用桂附地黄丸加减：制附子10g，肉桂3g，黄芪3g，干姜10g，威灵仙15g，泽泻15g，生地黄15g，牡丹皮15g，川楝子15g，柴胡6g，金钱草30g，甘草6g。此方每日1剂，水煎服，分2次服用，连服半个月。2014年10月27日再诊，患者诉右侧腰腹部仍有隐痛不适，但自觉疲惫状态明显改善，舌淡红，苔薄黄，脉细。前方去生地黄、牡丹皮，加海金沙30g，车前子15g，牛膝15g。嘱再服半个月。10日后，患者诉自行排出结石1颗，腰腹部隐痛缓解。

七、总结

尿石症是临床的常见病和多发病。对于结石的诊治，临床上多用清热利湿、通淋排石之法。本案患者临床表现为右侧腰腹部隐痛，体瘦，疲惫，畏冷，大便溏，小便清，舌淡苔薄白，脉细弱。崔教授认为此患者在多家医院就诊，中药多用清热利湿之药，时间久必伤及肾气，渐现肾阳虚中寒之证，故治疗此类患者应采用补肾益气，温肾固本。待舌质淡苔白转到舌质淡红，苔薄黄后，再加强通淋排石的药物，调整体质后方可取效。

传统中医对于尿石症的治疗积累了丰富的临床经验，但因限于当时的条

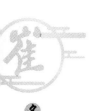
件，并未对结石的位置、大小及病程的久新等方面进行仔细的论述。现代医学诊疗技术的发展为中医药治疗尿石症提供了诊断技术的支持。作为当代中医人，崔教授常说中医人切勿妄自菲薄，也不要盲目自大。中医药治疗结石，总体以保守治疗方法为主，对于结石巨大者，或患者兼见尿路梗阻者，均宜劝告患者首选手术治疗。同时，当代中医应在继承传统中医药治疗尿石症经验基础上，积极运用现代医学诊疗技术，扩展中医辨证内涵，从而提高中医药治疗尿石症的效果。

尿石症属中医学砂淋、石淋范畴。崔教授指出湿热气滞是尿石症发病的关键，病机为湿热内蕴，砂石阻络，气机不畅。认为气是水液运行的动力源泉，气机郁滞，则水液停留聚集，进而生湿化浊，湿浊潴留，郁而化热，煎熬日久成砂成石。湿为阴邪，其性重着黏滞，最易阻碍气机。砂石为有形之物，阻于络道，气机不畅。双重因素妨碍水液之正常输布，反而更生湿热。如此反复，湿热气滞既是成石之因，又是石成后之必然病理结果。湿热与气滞互为因果，互相影响，所以湿热气滞为尿石症发生之症结。另外，由于气机阻滞，运行不畅，还可以引起气滞血瘀，病程日久或者是年老体弱患者还会引发其他脏腑的病变，诸如脾肾气虚、肾阳虚弱、肾阴虚弱、脾肾两虚，由实证转化成本虚标实证。崔教授对尿石症常分三型辨证用药。

一、辨证分型

1. 气结型

一般无明显症状，或仅有轻微腰部酸痛，少腹痛，偶有绞痛发作，间歇性血尿，舌正常或黯红，脉平或弦紧。治则为行气散结，通淋排石。方用淮牛膝12g，乳香3g，金沙藤30g，金钱草60g，台乌药12g，莪术9g。

2. 湿热型

一般有发热，腰痛，少腹痛，尿频、尿急、尿痛等尿路刺激症状，并可出现血尿、脓尿；血常规提示白细胞数增高，尿常规可发现红、白细胞和脓球。舌苔黄腻或白腻，脉滑数或弦数。治则为清热利湿，通淋排石。方用大黄9g，山栀子

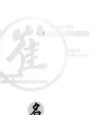

9g，滑石 30g，甘草梢 6g，金钱草 60g，淮牛膝 12g，乳香 3g，金沙藤 30g，珍珠草 30g。

3. 肾虚型

一般病程较长，或攻伐太过，出现头晕眼花，腰酸，肢倦神疲，夜尿多，舌质淡，苔白腻或光绛无苔，脉细数无力。治则为温补脾肾。方用熟地黄 24g，淮山药 12g，山茱萸 12g，泽泻 9g，茯苓 9g，牡丹皮 9g，肉桂 3g，熟附子 9g，淮牛膝 15g，车前子 15g。

二、注意事项

中医治尿石症，虽然立法以通利小便为主，仍应根据具体情况而有所变易。崔教授治疗结石特别注重补益，认为治淋不离通利小便、破血滋阴，但体虚者应补养。如气虚者虽反复通利，石亦难下，尤其自觉症状不显著者，可重用黄芪，佐以党参，每能取效。又因排石处方剂量大，久利则耗损阴津而见舌光，停攻时可补，以六味地黄汤作基础方加减，间歇服药，并注意病人舌象。

对一些特殊类型的结石病人，如合并重要器官病变的患者，或体弱者的巨大结石，或肾功能受损的双肾多发结石，或反复多次手术后又再发的经石，或妊娠期、哺乳期患者等，用手术或碎石治疗都有很大困难，而崔教授经长期的临床实践，摸索出一套经验。如对有重要器官病变的结石患者，或肾功能受损的双肾多发结石而又无手术或碎石条件的患者，可与石"和平共处"，以"化石""养石"为主，即若能溶化结石最为理想，若不能则希望结石不继续增大、增多，以尽可能改善或保持患者良好的肾功能为目的，因此常以济生肾气丸为基本方辨证加减。肾阳虚者用金匮肾气丸，肾阴虚者用济生肾气丸去附桂，加鳖甲、女贞子、桑椹等；如有湿热下注者，亦可用济生肾气丸去附桂加金钱草、鸡内金、珍珠草、凤尾草等；脾虚或脾虚挟湿者，常合四君子汤加黄芪、莲子、芡实、薏苡仁等；对妊娠期和哺乳期妇女的泌尿系统结石，崔教授亦是用济生肾气丸去附桂为基本方治之。有些患者的结石较大，暂时难以排出，中药可控制结石继续增大之势，以等待手术治疗或碎石治疗的条件及时机。

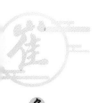

肾肿瘤、膀胱肿瘤的证治经验

一、中医中药参与治疗的目的

辅助治疗减轻血尿，防止血块堵塞尿路，改善全身状态。

二、治疗原则

清热凉血通淋，益气养阴扶正。

三、要诀

清而不寒，通而不破，补而不燥，缓清缓补，清毒但不伤正，扶正但不助邪。

四、推荐方药

1. 十灰散（《十药神书》）

（1）功效：凉血止血而不成瘀留瘀。

（2）组成：大蓟、小蓟、侧柏叶、白茅根、茜草、牡丹皮、栀子、大黄、荷叶。

2. 小金丹（《外科全生集》）

（1）功效：散结消肿，化瘀止痛。

（2）组成：制草乌、五灵脂、地龙、木鳖子、白胶香、当归、乳香、没药、麝香、香附。

3. 八珍汤（《正体类要》）

（1）功效：气血双补。

（2）组成：党参、白术、茯苓、甘草、当归、川芎、熟地黄、白芍。

4. 益胃汤（《温病条辨》）

（1）功效：清热生津。

（2）组成：沙参、麦冬、玉竹、生地黄。

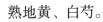

精索、附睾病变

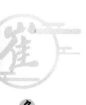

精索静脉曲张的证治经验

精索静脉曲张属中医学筋瘤、筋疝范畴。中医学认为，本病的发生与先天禀赋不足、后天房劳不节、肝气不舒、长期居寒湿之地、过食膏粱厚味及烟酒、劳作过度有关。崔教授总结出本病的基本病理为气虚血瘀。血属阴主静，气属阳主动，血的运行靠气的推动，气虚气滞则推动乏力易致血瘀。《难经·八难》中云："气者，人之根本也。"故气虚血瘀贯穿本病始终。

一、治疗思路

崔教授提出了辨曲张分度、辨临床症状、辨治疗目的等综合分类方法治疗精索静脉曲张，依据患者的年龄、症状程度及治疗目的等，具体情况选择不同的治疗方法。中西医结合，严格控制手术适应证，突出中医特色，较好地达到了既减轻患者手术痛苦又提高疗效的目的。

崔教授认为以下3种情况宜优先选择中医药辨证治疗：

（1）1级、2级曲张的儿童患者。此类患者大多有先天禀赋不足，后天吸收不良的脾肾两虚证，同时考虑到儿童处于阳气渐生渐壮的发育阶段，治疗以助阳益气升提为主，辅以活血行瘀。

（2）已婚已育、无生育目的、以阴囊下坠不适等症状为主且症状不致影响正常工作生活者。治以行瘀疏肝，缓急止痛为主，辅以益气升提。

（3）要求非手术治疗及手术疗效不佳要求中医中药治疗者，予以相应的辨证施治。

崔教授主张以下3种情况宜选择手术治疗：

（1）3级曲张者。

（2）症状严重，影响工作及日常生活者。

（3）伴有生育能力障碍，或伴有性功能障碍而要求提高生育能力，改善性功能者。对已婚、已育，以解除症状为目的的患者、精索静脉直径小于2mm的14岁以下患者，或精索静脉直径小于3mm的成人患者，宜选择单纯左精索静脉高位结扎术；对精索静脉直径大于3mm，并伴有生育能力障碍者，或症状重、体征明显者，宜选择左精索静脉高位结扎加左精索静脉左髂外静脉分流术。

二、辨证治疗

根据本病的病因病机，崔教授提出以益气升提，行瘀活血为主的治疗原则，同时根据病情，佐以疏肝，补肾，祛湿等。基本方以补中益气汤合槐榆煎加减。处方：黄芪30g，丹参30g，升麻3g，柴胡3g，槐花12g，桃仁12g，菟丝子12g，延胡索12g，桑椹子15g。儿童患者各药用量减半。辨证加减：阴囊不适，疼痛明显者加橘核、荔枝核、三棱、莪术；阴囊灼热者加黄柏、栀子、土茯苓、知母等；伴精液不液化者加白芥子、益母草、莱菔子；伴精子数目不足、或精子密度偏低者加蛇床子、山茱萸、沙苑子、女贞子等；伴食欲不振，乏力，倦息者加党参、山药、茯苓、白术等。辨证治疗不仅能减轻大多数患者因血流瘀滞于阴囊部而产生的下坠、灼热、隐痛等症状，也能促进曲张静脉的管壁舒缩功能的恢复。同时，对大多数伴有生育能力障碍的患者而言，亦具有明显疗效。

崔教授认为，在成人患者中，有近半数左右的精索静脉曲张患者同时患有慢性前列腺炎，在治疗中须注意结合相应的治疗和治法。

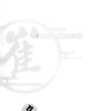

三、病案举例

阮某，男，35 岁，2006 年 1 月 16 日初诊。患者结婚 4 年未育，女方各项检查未见异常。曾在外院诊断为左侧精索静脉曲张 3 级，并于 2005 年 11 月行左侧精索静脉高位结扎术。近半月来患者又出现阴囊坠痛，休息则轻，疲劳则重。查体：左侧精索静脉曲张 2 级，左侧睾丸容积大于 15ml，双侧附睾未扪及结节。舌暗红，脉弦细。精液分析结果提示液化时间 50 分钟，精子密度 16.35×10^7/ml，a 级 13.65%，b 级 20.82%。西医诊断：①左侧精索静脉曲张术后；②弱精子症。中医诊断：筋瘤（气虚血瘀型）。治以益气升提，活血化瘀法。处方：黄芪 30g，丹参 30g，升麻 3g，柴胡 3g，槐花 20g，桑椹子 20g，菟丝子 20g，覆盆子 15g，陈皮 5g。14 剂，每天 1 剂，水煎，早晚分服。服药半月后二诊：阴囊坠胀明显减轻，复查精液分析提示液化时间 35 分钟，精子密度 29.53×10^7/ml，a 级 23.82%，b 级 28.62%。效不更方，守方续服半月后基本痊愈，后嘱患者续服 1 月，以巩固疗效。2006 年 9 月 20 日精液分析结果示：液化时间 35 分钟，精子密度 72.54×10^7/ml。a 级 38.14%，b 级 22.36%。随访复查 2 次精液分析均已正常。

广州中医药大学第一附属医院外科自 1992 年 2 月至 1999 年 3 月，治疗精索静脉曲张患者 425 例，根据临床症状分手术组及中药治疗组。现总结报道如下。

一、临床资料

本组病例来自住院及门诊患者，年龄 14 岁以下 12 例，14 岁以上 413 例。具有症状并累及生育能力 288 例，仅有症状未明确是否影响生育能力 137 例（包括已婚、已育及儿童患者）。在明确影响生育能力的 288 例中，左精索静脉曲张 3 级者 202 例，2 级者 57 例，1 级者 29 例。3 级曲张的 202 例中合并睾丸萎缩者 160 例。中医辨证治疗 153 例，手术治疗者 272 例，手术行左精索静脉高位结扎并左精索静脉—左髂外静脉分流术 257 例，单纯左精索静脉高位结扎 15 例。

二、诊断标准

左侧阴囊坠胀隐痛或灼痛不适，阴囊部可见曲张的静脉团（3 级）或扪及曲张的静脉团（2 级）；儿童患者虽无自觉症状，但阴囊部可见曲张的静脉团（3 级）；伴生育能力障碍，排除生育能力障碍为精索静脉曲张以外因素所致的各级精索静脉曲张患者。

三、治疗方法

1. 辨证治疗

（1）适应证：1、2 级曲张的儿童患者；非生育目的，

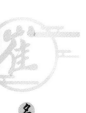
且症状不影响正常工作、生活的患者；要求非手术治疗或手术疗效不佳，要求中药治疗者。

（2）基本方：补中益气汤合槐榆煎加减。

（3）处方：黄芪30g，丹参30g，升麻3g，柴胡3g，槐花12g，桃仁12g，菟丝子12g，延胡索12g，桑椹子15g。儿童减量。加减：阴囊不适，疼痛明显加橘核、荔枝核、三棱、莪术；阴囊灼热加黄柏、栀子、土茯苓、知母；伴精液不液化加白芥子、益母草、莱菔子；精子数目不足或密度偏低加蛇床子、山茱萸、沙苑子、女贞子；食欲不振，乏力，倦怠者加党参、山药、茯苓、白术等。每天1剂，水煎分2次服。90天为1疗程。

2. 手术治疗

3级曲张患者（症状严重，影响正常工作、生活）；伴有生育能力障碍，或伴有性功能障碍而要求提高生育能力及改善性功能的患者。

（1）左精索静脉高位结扎术适应证：已婚、已育，以解除症状为目的的患者；14岁以下，精索静脉直径2mm以下；精索静脉直径小于3mm的成人患者。

（2）左精索静脉高位结扎并左髂外静脉分流术适应证：精索静脉直径大于3mm，并伴有生育能力障碍者；或症状严重，体征明显者。

3. 疗效标准与治疗结果

（1）疗效标准。痊愈：阴囊下坠不适症消失，性功能障碍者有不同程度的改善，精液分析精子密度、数目、活动率、活动力及精液液化时间均达正常范围或妻子已受孕。好转：阴囊下坠不适症明显减轻，已不影响正常工作与生活，精液分析主要指标已接近正常水平。无效：阴囊下坠症状改善不明显，精液复查与治疗前无明显变化。

（2）治疗结果。本组病例治疗后经2年追踪复查结果：中药治疗组153例，痊愈62例，好转86例，无效5例。手术治疗272例，痊愈201例，好转62例，无效9例。

四、讨论

精索静脉曲张的临床表现有较大的差异性。一般以左侧或双侧阴囊下坠不适或坠胀，隐痛灼热，或阴囊下坠不适连腰，尤以久站、久行或疲劳时症状加重。部分病人发现双侧睾丸偏小或质地欠坚实，或精液异常等。但其临床表现的严重程度与精索静脉曲张的严重程度并不一定呈正相关。

儿童患者多有先天秉赋不足，后天吸收不良的脾肾两虚证，处于阳气渐生渐壮的发育阶段，中药辨治以助阳益气升提为主，佐以活血化瘀。对于已婚已育，阴囊下坠不适，症状严重影响正常生活者除行左精索静脉高位结扎术外，亦可治以祛瘀疏肝，缓急止痛，佐以益气升提法，大多能缓解或解除症状。合并生育能力障碍者，是本组治疗的重点。从广州中医药大学第一附属医院各时期的临床资料看，虽然在改善自觉症状方面，单纯精静脉高位结扎与精索静脉分流效果相仿，但改善精液质量的效果则有明显的差异。选择的术式是精索静脉与髂外静脉端侧吻合，通路通畅明确，血管吻合后即见精索静脉良好充盈。成人患者性器官长期充血，有近半数的精索静脉曲张患者，同时患有前列腺炎，在治疗中须注意结合相应的治法。

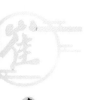

附睾炎的证治经验

一、急性附睾炎

1. 配合中医中药治疗的优点

改善局部症状及可能发生的排尿症状较迅速，防止或减轻局部结节的形成，防止或减轻附睾、睾丸功能的潜在不良影响。

2. 治疗原则

泻火解毒，舒肝行气，祛瘀散结。

3. 推荐方药

龙胆泻肝汤（《医方集解》）加减，通列舒（广州中医药大学第一附属医院制剂），双柏散冷敷。

二、慢性附睾炎

由急性附睾炎导致者比例并不高，而有非淋性尿道炎病史者在目前临床较多见。

1. 特点

逆行感染，不知不觉中导致免疫性不育。

2. 治疗原则

祛瘀通络，化痰散结。

3. 推荐方药

橘核丸（《济生方》），金铃子散（《圣惠方》），通列舒（广州中医药大学第一附属医院制剂）。

其他常见男科疾病

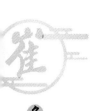
不育的证治经验

一、辨清病因，有的放矢

崔学教认为，虽然中医药治疗不育有悠久的历史以及整体辨证的优势，具相对疗效较好，但目前比较普遍存在忽视具体病因，理论及治疗原则比较单一的现象。崔学教治疗不育的理论源于《黄帝内经》精气神的理论。他认为，中医学的肾包括内肾与外肾，内肾是指西方医学解剖学上的肾脏，涵盖与体内的水液代谢、尿液排泄及与性、生殖功能有关的器官。外肾即睾丸，外肾的功能与男性性功能，生殖能力关系最密切。外肾为主产生的物质与功能中医学称为先天之精，即禀受于父母，是构成人体的原始物质，是人类生育繁衍的决定因素。先天之精异常或不足则可能造成不能或难以治愈的不育，如性染色体异常、先天性小睾症等。来自父母的先天之精需赖后天脾胃化生的后天之精的滋润濡养才能维持其生生不息的生育功能。先天之精与后天之精是相互依存、彼此促进的。肾主藏精，主人体生长发育与生殖。任何干扰肾的先天或后天因素都可能对生殖之精造成影响。

崔学教认为，不育临床上可分为4类：①生精功能障碍，又可分为器质性和条件性。器质性生精功能障碍临床上常见于性染色体异常、先天性小睾症、病毒性腮腺炎并睾丸炎导致睾丸发育不良、严重创伤或感染导致睾丸发育不良。条件性生精障碍多见于隐睾、精索静脉曲张、附睾炎、抗肿瘤及对生殖细胞毒性药物的影响，以及年老体弱者。②造精（包括精子与精浆）环境不良，临床上常见的疾病为附睾炎、生殖道感染、精索静脉曲张、慢性前列腺炎等。③精路阻塞或狭窄，多见于附睾输精管结核、附睾精索炎、射精管开口堵塞、先天性输精管缺如等。④原因不明，可能与生活习惯、工作环境、污染物或放射性物质接触有关。

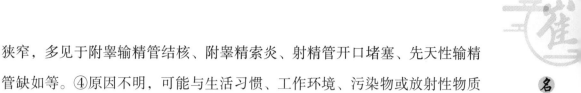

二、谨守病机，辨证论治

肾藏精，主生殖，且肾为作强之官，主性功能和生殖功能的肾主要是指外肾，即睾丸。肝肾同源，肝藏血，主气血化生，且阴囊属肝，是睾丸的寓所。肝主藏血，主疏泄。气血旺盛通常是五脏六腑功能活动的基础。肾生精及性功能的维系需后天水谷精微化生的气血津液不断充养。在人体的性与生殖功能上，肝肾关系密切，因此临床上表现的肝肾两虚与治疗上滋肾益肝、填精补血通常是并存并用的。

临床辨证上，先天性睾丸生精障碍，在证候上多表现为命门火衰和肾阳虚衰；后天性精路障碍，在证候上多表现为痰瘀阻络；但临床上最多见的常为精子活力功能低下的弱精子症，常表现为虚实夹杂诸证。原因不明者治疗时需依据患者的自觉不适并结合治疗目的在益肾填精基础上辨证论治。

三、随证用药，灵活多变

崔学教根据多年临床经验，总结出临床常用方药，根据不同原因引起的不育进行辨证论治，但始终围绕着益肾填精、养肝补血这一基本原则。

1. 精索静脉曲张引起的不育

精索静脉曲张在青春期发生率为9%~15%。关于精索静脉曲张对睾丸生精功能损害的机制目前较统一的观点有：睾丸局部温度增高学说、睾丸组织内二氧化碳（CO_2）蓄积学说、肾上腺的固醇类物质的反流学说、儿茶酚胺类浓度升高学说、前列腺素浓度升高学说、睾丸内分泌功能障碍学说、精索静

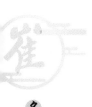

脉内压力增高学说等观点。精索静脉曲张，属中医学"筋瘤"范畴，由精索静脉曲张所致的不育，临床多辨证为肾精不足，筋脉瘀阻。崔学教在治疗上常采用升阳益气行瘀、补肾益肝填精之法，基本处方的主要药物有：黄芪、菟丝子、桑椹子、覆盆子、关沙苑、枸杞子、槐花、丹参、荔枝核、升麻、柴胡、桃仁。方中黄芪甘温补脾肺，补中益气，通行血脉；菟丝子、桑椹子、覆盆子、关沙苑、枸杞子滋阴养肝，益肾填精；槐花、丹参、荔枝核、桃仁活血行瘀，疏通血脉，助黄芪通行血脉，化瘀通络；佐以少量升麻、柴胡升举下陷之清阳，引甘温之药上行，促进精索静脉血液回流。崔学教临证重用黄芪，认为黄芪内可补益脾胃，托清阳上行，外可充卫气，以固护正气，防御外邪，脾胃健则精血化生充足，卫外固则邪不可干，肌体充实，才可养精蓄锐。睡眠不佳者加五味子、金樱子，滋肾固精，宁心安神；肾阳虚损者，加锁阳、淫羊藿。

2. 慢性前列腺炎引起的不育

崔学教认为，慢性前列腺炎对生育能力的影响与否，决定于是否损害精液质量，以及有无因慢性前列腺炎所产生的症状和心理障碍导致的性兴奋或射精障碍。对于慢性细菌性前列腺炎，治疗应使用敏感抗生素控制细菌感染，同时配合中医辨证治疗。对于非细菌性前列腺炎，临床上可按中医辨证治疗。①湿热阻络型。治宜清热解毒，化瘀通络。基本处方：土茯苓、蒲公英、槐花、丹参、荔枝核、萹蓄、瞿麦、败酱草、泽兰。加减：合并下腹、会阴痛者，加三棱、莪术、蒲黄、五灵脂；精液不液化者，加用白芥子、莱菔子、藿香。②心肾不交型。治宜滋阴降火，补肾填精。基本处方：酸枣仁、生地黄、山药、麦冬、枸杞子、山茱萸、菟丝子、桑椹子、覆盆子、关沙苑、黄连、知母、白芍。加减：梦多难眠者，加五味子、地骨皮。③气虚瘀阻型。治宜益气行瘀，补肾填精。基本处方：黄芪、党参、槐花、丹参、荔枝核、菟丝子、桑椹子、覆盆子、关沙苑、枸杞子、桃仁。加减：合并肾阳虚者，加淫羊藿、锁阳；合并下腹、会阴痛者，加延胡索、小茴香。④气阴亏损型。治宜益气养阴，补肾填精。基本处方：西洋参、麦冬、五味子、菟丝子、桑椹子、覆盆子、关沙苑、枸杞子、白芍。

3. 附睾炎引起的不育

附睾炎的发病有直接或间接接触感染史，一般以直接的性接触居多，附睾可发现轻度触痛的结节，前列腺液或尿道拭物支原体分离阳性，血或精浆抗精子抗体增高。治疗上除使用敏感抗生素外，应加用中医辨证治疗。湿热下注型，治宜清热利湿解毒，方用龙胆泻肝汤合黄连解毒汤加减；瘀热困滞肝络型，治宜清热疏肝，行瘀散结，方用丹栀逍遥散合金铃子散加减；阴虚瘀阻型，治宜滋阴降火，行瘀通络，方用知柏地黄汤合少腹逐瘀汤加减；阳虚痰瘀阻络型，治宜温阳益肾，化痰行瘀，方用肾气丸合二陈汤加减。常用药物有：荔枝核、夏枯草、桃仁、芜蔚子、牛大力、菟丝子、桑椹子、车前子、覆盆子、蛇床子等。

4. 免疫因素引起的不育

崔学教认为，湿热血瘀为引起免疫性不育的重要原因，检验抗精子抗体多为阳性。崔学教自拟前列汤治疗，主要药物组成：白花蛇舌草、板蓝根、夏枯草、薏苡仁、败酱草、荔枝核、牛大力、菟丝子、桑椹子、覆盆子、沙苑子、黄精。方中夏枯草、白花蛇舌草、板蓝根、败酱草，清热解毒、化瘀散结；菟丝子、桑椹子、覆盆子、沙苑子、黄精，益肝肾生精；荔枝核散结通络；薏苡仁渗湿健脾；牛大力清热除湿、强筋壮骨。全方清热祛湿化瘀，益肾生精强筋。

5. 原因不明引起的不育

临床上约有 20%~30% 的不育患者为目前原因不明的弱精子症。崔学教认为，应根据主诉结合益肾疏肝辨证论治，常用药物：菟丝子、肉苁蓉、桑椹子、山茱萸、覆盆子、沙苑子、何首乌、鹿角霜、枸杞子等。现代药理研究显示，菟丝子可增强性腺功能，对下丘脑－垂体－性腺轴功能有兴奋作用。肉苁蓉能促进阳虚动物 DNA 合成，提高人绒毛膜促进腺激素（HCG）与黄体生成素

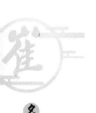

（LH）受体特异结合力。鹿角霜能增强性腺功能，使雌性小鼠子宫增大，使雄性大鼠前列腺及精囊增重，对男女性功能衰退者均有效。另外还应随证加减，肾阳虚者，加淫羊藿、锁阳、巴戟天；阴虚者，加女贞子、墨旱莲、白芍、五味子；睾丸细小或不饱满者，加党参、熟地黄、天冬、砂仁。

四、病案举例

患者，男，25岁，2010年3月17日初诊。患者婚后未避孕而未能生育3年。患者婚后3年，夫妇同居，有规律性生活且未行避孕措施，配偶经检查生育功能正常。患者平时小便及射精无力，腰酸痛，睡眠不佳，胃纳可，大便正常。查体见双侧睾丸大小形态正常，左侧精索静脉曲张Ⅲ度，右侧精索静脉正常。舌淡红，苔白，脉细。精液检查提示精子密度 5.3×10^6/ml；精子活动度 A级2.4%，B级5.6%，C级12%，D级80%；液化时间30分钟；白细胞阴性；精子畸形率43%。西医诊断：不育。中医诊断：不育，筋瘤，证属肾精不足，筋脉瘀阻。处方：黄芪30g，升麻5g，柴胡5g，槐花20g，丹参30g，荔枝核20g，菟丝子30g，桑椹子30g，覆盆子15g，沙苑子15g，枸杞子20g，五味子15g，金樱子15g，桑螵蛸10g。每日1剂，水煎，口服。7剂后于2010年3月24日复诊，患者精神较好，腰痛减轻，睡眠稍有好转，小便仍无力，射精仍无力，胃纳可，大便正常。守上方去黄芪、枸杞子，加牛大力30g，益智仁15g，泽兰15g，王不留行15g。14剂后于2010年4月7日再诊，已无腰痛，睡眠可，小便正常，排尿通畅，性生活正常，胃纳可，大便正常。查体见左侧精索静脉曲张Ⅰ度。处方：菟丝子30g，桑螵蛸10g，桑椹子30g，覆盆子15g，关沙苑15g，五味子15g，益智仁15g，金樱子15g，升麻5g，柴胡5g，槐花20g，丹参30g。每日1剂，水煎，连服14剂。2010年4月21日复诊无腰痛，睡眠可，小便正常，排尿通畅，性生活正常，胃纳可，大便正常。查体见左侧精索静脉曲张Ⅰ度。复查精液提示精子密度 5.23×10^7/ml；精子存活率 77%；精子活动度 A 级 25.3%，B 级 18.6%，C 级 33.1%，D 级 23%；液化时间 30 分钟；精子畸形率 21%。

按本病因精索静脉曲张致精子活力低下，肝肾不足，筋脉失养故腰酸痛；肾阳不足，阳气不化，膀胱功能失常故小便无力；肾精亏虚，阳气虚弱，故射精无力；肾气不足，气虚血瘀，筋脉瘀阻，故见阴囊内精索静脉曲张。临床症状及舌脉表现为肾阳不足，肾精亏虚，筋脉瘀阻。本病辨证准确，采用崔教授经验方，升阳益气通络，补肾益肝填精，不但能改善精索静脉回流，而且固本填精，故收良效。

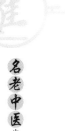
阳痿的证治经验

命火衰微，古今多被医家视为阳痿的主要原因之一，如景岳所云："凡男子阳痿不起，多由命门火衰，精气虚冷，或以七情劳倦损伤生阳之气，多致此证。"崔教授认为若房事不节，或手淫过度，耗伤阴精，或过服温燥兴阳药石，劫伤真阴，日久阴津枯乏，宗筋失养，而至筋失其刚。且足厥阴肝之经脉"过阴器"，经筋"结于阴器，络诸筋"，即筋依靠肝血滋养而强健。如《张聿青医案·阳痿》言："皆因经络之中，无形之气、有形之血不能宣畅流布。"所以崔教授认为，阳痿应从肝肾论治，治疗以滋补肝肾、充养宗筋为法，以滋阴为主，加以补阳之药。单纯壮阳补火，势必伤阴，更伤于阴，则阳已无源，痿事更甚。同时阳痿又与肝之疏泄密切相关，肝气郁滞，则气血、津液运行不畅，致瘀血内生，宗筋失养而成痿，故临床上滋阴补阳的同时，辅以疏肝理气之品。

一、重视疏肝活血

崔教授认为阳痿当从肝论治，以疏肝解郁、活血通络起痿立法，应将疏肝活血之法贯穿于阳痿治疗的全过程。疏肝活血，气血同治，为阴茎勃起奠定物质基础。血液流变学研究表明，阳痿患者血液大多呈高黏滞状态。血液黏滞性增高，则血流缓慢，微循环障碍，组织缺氧、变性，导致阴茎勃起障碍，这从微观角度佐证了阳痿存在血瘀的病机。现代临床研究表明，活血化瘀法能改善阴茎的血液循环及血管壁的活性和弹性，使其在性兴奋时，阴茎动脉窦可得到充分的血液供应，达到有效治疗阳痿的目的。正是基于上述认识，崔教授在传统辨证论治的基础上，通过加入具有疏肝活血作用的药物，如四逆散、柴胡疏肝散、桃红四物汤、血府逐瘀汤、失笑散等，以改善阴茎血流状态而治疗阳痿。崔教授用疏肝诸药以刺蒺藜为首选，因本品辛散，专入肝经，又有疏肝理气解郁之效，常与柴胡、香附、青皮等疏理肝气之品相配。次为柴胡，其一可条达肝气，使宗筋和畅，二则引诸药入肝经。活血诸药，"以血中之气药"川芎为先，《本草汇言》谓其"味辛性阳，气善走窜而无阴凝黏滞之态，虽入血分，又能调一切气"，既活血又行气，可加速充血，明显改善阴茎海绵体的血液循环。其次为当归，《景岳全书》谓"其味甘而重，故专能补血；其气轻而辛，故又能行血。补中有动，行中有补，诚血中之气药，亦血中之圣药也"，既补血又活血，使宗筋得养。总之，疏肝与活血相伍，可使肝气冲和条达，血脉得畅，宗筋充盈，阳事得兴。

二、善用虫类药

崔教授在治疗阳痿时常在疏肝活血基础上加用虫类药，如蜈蚣、水蛭、九香虫、地龙、僵蚕等。认为虫类可搜风通络，温行血脉，力达宗筋。崔教授尤偏爱蜈蚣、水蛭。蜈蚣辛温，通达走窜之力甚速。《医学衷中参西录》载："蜈蚣，走窜之力最速，内在脏腑，外而经络，凡气血凝聚之处皆能开之。"现代药理学证实其提取物可显著增加蟾蜍下肢血管灌流量。传统认为本品有毒，入药当去头足，且用量不可过大。但崔教授在长期的临床实践中发现，若去头足入药或用量过小，则效果较差。他主张在治疗阳痿时用量宜足，最大可用至15g。但若年老、体弱者用量应适当减少，或从小量开始试用，逐渐加大药量。水蛭性平，功善破血逐瘀通经。张锡纯说："总论破疝之药，当以水蛭为最。破瘀血而不伤新血，纯系水之精华生成，于气分丝毫无损，而瘀血默消无形，真良药也。"张氏对其活血化瘀作用可谓推崇备至。现代药理研究也证实，水蛭具有较强的抗凝、溶栓、降脂作用，能降低全血比黏度

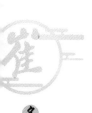

和血浆比黏度，缩短细胞电泳时间，并能扩张外周血管，降低血管阻力，扩张毛细血管，解除小动脉痉挛，以改善微循环，增加阴茎海绵体血管窦充血量，达到阴茎充分勃起，有效治疗阳痿的目的。崔教授认为生水蛭疗效最佳，且不宜入煎剂，常以生水蛭4~6g研末后吞服，这可避免加热煎煮而破坏其有效成分，但用量切忌过大，尤其对凝血功能不良者，应慎用或忌用。故崔教授强调应注意审证用药，恰当配伍，中病即止。虫类药物多系辛温之品，易耗气伤津，故气虚者宜以人参汤送服或与补中益气丸同服；津可者，可与枸杞子、麦冬等养阴之品配伍，达气血畅而无伤正之弊。

三、中西药并用

崔教授认为，中西药治疗阳痿各有优势，如西药起效时间快，作用靶点明确，但疗效持续时间短且价格昂贵；中药起效相对较慢，但作用于整体，是多靶点效应，疗效持久且价格低廉。由于阳痿病人多为功能性，且与心理因素密切相关，大多需要及时调整心态，增强治疗信心，以更好地配合药物治疗，故崔教授主张中西药并用，先以西药助阴茎勃起，再继服中药，后逐渐减少西药用量，达减量减毒增效之功。崔教授在临床上常以西地那非或前列腺素E1乳膏与中药并用治疗阳痿，即在中药治疗的同时，每周使用2次西地那非或前列腺素E1乳膏，如第1周口服西地那非50~100mg/次，第2周则减为25~50mg/次，第3周单服中药，一般可取得良好的治疗效果。

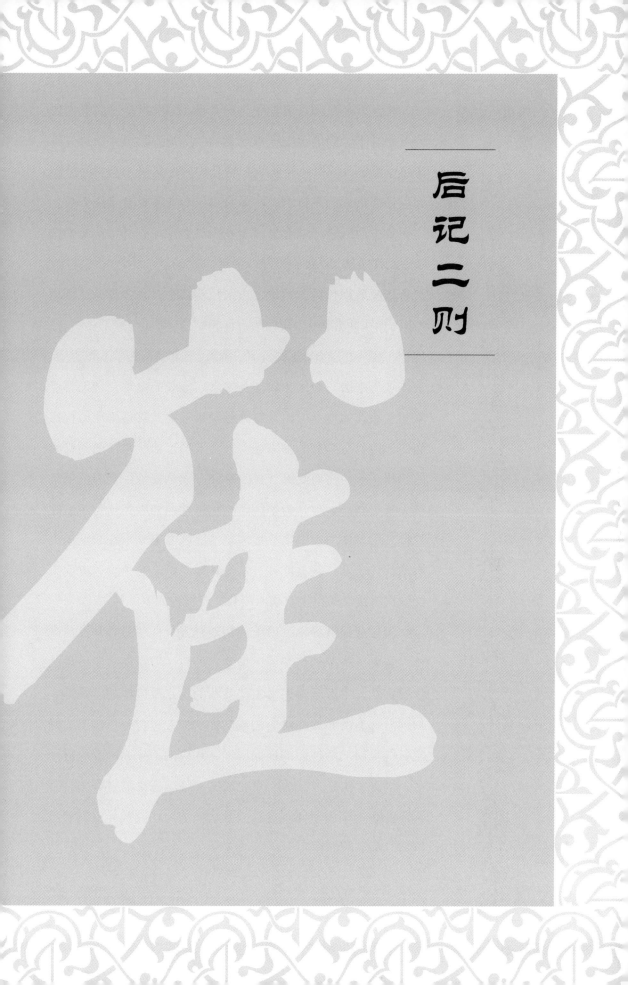

后记二则

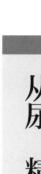

从尿、精、性、腺的证治经验——论崔学教学术思想及临床经验

崔学教是我国著名泌尿男科专家、第三批全国名老中医药专家学术经验继承工作指导老师、广州中医药大学第一临床医学院的外科学术带头人，曾任中国中医药学会男科分会副主任委员、广东省中医药学会男科专业委员会主任委员、广东省中西医结合学会男科专业委员会主任委员，从事中医及中西医临床、科研、教学30余年，通晓经典，中医功底扎实，又善于吸取现代医学精华，在医疗实践中，融会贯通地运用中医、西医两套理论，辨病与辨证相结合，整体与局部相结合，理论与实践相结合，思路开阔、清晰、独特，在其学术思想中，常体现出中医与西医、病理与生理、宏观与微观、理论与经验相互渗透的特点。崔老对外科疑难杂症尤其是泌尿男科疾病的诊治具有丰富的临床经验，并发明了治疗慢性前列腺炎的药物——"前列安栓"。1998年"前列安栓"被卫生部批准为三类新药上市，为中医药治疗慢性前列腺炎拓宽了治疗途径。笔者作为全国第三批名老中医药专家学术经验继承人有幸侍诊于侧，获益匪浅，本文从尿、精、性、腺等方面来探索崔教授学术思想及临床经验，现报告如下。

排尿或尿液异常、射精或精液异常、性功能异常及前列腺、睾丸、附睾的病变等，是泌尿外科、男科疾病所表现的主要症状。中医学对患者主要症状的特点及个体的特殊性、对同时伴有的相关症状所构成的症状群，进行分析归类，确定其能反映病变性质的证候属性，相应的治疗原则及处方用药，即理、法、方、药。在完成这一临床思维的过程中，常常需要运用中医整体观念，"异病同治""同病异治""急则治其标"等原理。

一、尿

中医学认为肾主水，主纳气，开二窍于二阴。肾主水的含义是指肾能主持与调节人体水液的吸收与代谢，一方面将饮食物中具有濡润组织功能的津液布散到全身，发挥其应有的作用；另一方面将经机体组织利用后有害于机体的糟粕排出体外。此外，津液化尿的气化作用及尿液的排泄也是膀胱的职能。

（一）排尿异常

1. 排尿困难

（1）病因病机

主要病因病机：①老年肾气渐衰，中气虚弱，痰瘀互结水道，三焦气化失司。②肺气失宣不能输布，影响水道通调，以致尿闭或尿出不畅。③脾胃功能紊乱，湿热下注膀胱，壅滞气机，气化失常，尿不能正常渗泄，而发生尿闭或排尿滞涩。

（2）辨证论治

排尿无力，无痛、无热，形寒肢冷，舌体胖，舌质淡黯，薄白苔，脉细。见于肾阳虚证（常见于未合并尿路感染的早期前列腺增生）。治宜温补肾阳，行气利水。方药：济生肾气丸加减。处方：熟附子 9g，肉桂 9g，熟地黄 15g，山茱萸 15g，茯苓 15g，肉苁蓉 30g，泽泻 15g，陈皮 5g。

排尿费劲，小腹坠胀，神疲纳呆，舌淡，脉细。见于中气不足证（常见于病程较长的前列腺增生）。治宜补气升提，化气利水。方药：补中益气汤加减。处方：黄芪 30g，党参 30g，升麻 3g，柴胡 3g，白术 10g，桂枝 9g，云苓 15g，猪苓 15g，泽泻 15g，王不留行 30g。

排尿滴沥不尽，伴尿道灼热、疼痛，下腹胀，舌质黯红，薄黄苔，脉弦紧。见于膀胱湿热证（常见于膀胱结石，或前列腺增生合并膀胱结石，或前列增生合并膀胱炎）。治宜清利湿热。方药：八正散加减。处方：大黄 12g（后下），车前子 15g，瞿麦 15g，萹蓄 15g，栀子 15g，滑石 30g，甘草 5g，黄柏 15g，王不留行 30g。

排尿不畅，踌躇，伴小腹胀痛不适，舌质淡或淡黯，薄白苔，脉细。见于肾虚瘀阻证（一般的前列腺增生临床上多属此证）。治宜益肾祛瘀。方药：益肾通。处方：肉苁蓉 30g，巴戟天 15g，王不留行 30g，泽兰 30g。

2. 尿频

（1）病因病机

尿频即排尿次数增多而每次尿量减少，严重时几分钟排尿一次，每次尿量仅数毫升。正常膀胱容量男性约 400ml，女性约 500ml。一般白天排尿 4～6 次，夜间 0～1 次。随年龄、气候、饮水量和环境等的改变，次数及每次尿量亦有不同。引起尿频的原因有泌尿、生殖道炎症，各种原因引起之膀胱容量减少，下尿路梗阻所致之残余尿等。

祖国医学将尿频归纳为淋证范畴，《诸病源候论》把淋证分为石、劳、气、血、膏、寒、热七种，并明确指出淋证的病位在肾与膀胱。"肾虚则小便数，膀胱热则水下涩，则淋沥不宣，故谓之淋"，这种以肾虚为本，膀胱热为标的淋证病机分析，为后世多数医家所采纳，成为淋证的主要病机理论。

感受外邪或过食肥甘辛热之品，酿成湿热，注于下焦，蕴结膀胱，气化失司，水道不利，遂发为淋证。久淋不愈，湿热耗伤正气，或年老体弱，以及劳累过度，房事不洁，均可导致脾肾亏虚。脾虚则中气下陷，肾虚则下元不固，因而小便淋漓不已。

（2）辨证论治

脾肾亏虚：症见尿频但无痛，无热，夜间为甚，形寒肢冷，或小腹坠痛，舌质淡嫩，多见于老年人（常见于前列腺增生）。治宜益肾补气，祛瘀通淋。方药：济生肾气丸、补中益气汤、桃仁四物汤加减。处方：熟地黄 5g，山茱

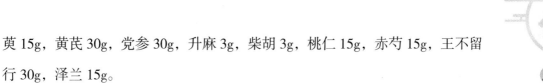

黄 15g，黄芪 30g，党参 30g，升麻 3g，柴胡 3g，桃仁 15g，赤芍 15g，王不留行 30g，泽兰 15g。

阴虚内热：症见尿频白天为甚，伴下腹胀痛，腰膝酸软，多梦失眠，梦遗，耳鸣，口干等，舌质淡红少苔，脉细数（常见于慢性前列腺炎）。治宜滋肾行瘀通淋。方药：知柏地黄汤、泽兰汤加减。处方：黄柏 15g，知母 15g，熟地黄 15g，山药 20g，山茱萸 15g，沙苑子 12g，女贞子 12g，桃仁 15g，王不留行 30g，茺蔚子 12g。

肝郁气滞：性兴奋或性生活后尿频，伴会阴、小腹、睾丸疼痛，情绪焦虑，舌质黯红，苔少脉弦（常见于慢性前列腺炎）。治宜疏肝行气，凉血通淋。方药：橘核丸、凉血地黄汤加减。处方：橘核 15g，金铃子 15g，荔枝核 15g，柴胡 5g，白芍 15g，丹参 15g，生地黄 12g，槐花 15g，黄连 5g，黄芩 15g。

湿热蕴结：症见尿频伴尿急、尿痛，排尿灼热，尿末浑浊滴白，舌质红，苔薄黄，脉滑数（常见于尿道炎、膀胱炎或膀胱结石）。治宜清利湿热。方药：八正散加减。处方：大黄 10g，黄柏 15g，栀子 15g，萹蓄 15g，瞿麦 15g，滑石 30g，甘草 5g，赤芍 15g，桃仁 15g，车前子 15g，虎杖 20g，土茯苓 20g，蒲公英 20g。

（3）临证经验

强调活血化瘀。由于外感湿邪，湿阻血行；或长期手淫，或久无房事，或故意忍精不泄，或意淫于外，精离其位，导致败精浊液瘀滞于腺体，气血运行不畅，精血瘀滞；或劳伤过度，气不行血；或下焦湿热久不愈；或不洁性交，邪毒外袭，而日久不除，使邪留血滞。诸多因素，造成尿道瘀阻。

分清虚实，重视虚实兼顾。由于淋证的病因以湿热为主，病位在肾与膀胱。病初多为邪实，久病则由实转虚；如邪气未尽，正气已伤，则表现为虚实夹杂。崔教授认为治疗淋证的基本原则是实则清利，虚则补益，分清标本缓急，扶正不助邪，祛邪不伤正，标本同治，虚实兼顾。

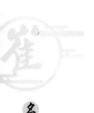

加强中西医结合。崔教授认为采用中西医结合的方法治疗本病,疗效确切。早期急性发作时,常合并出现尿急、尿痛、血尿、发热等症状,使用有效抗生素治疗,效果具佳,且疗程短。对于部分疗效欠佳,症状反复者,同时配合中药治疗,可达到意想不到的效果。

3. 尿失禁

（1）病因病机

脾气虚弱,中气不足,不能收摄,膀胱失于约束,而发生遗尿、失禁;肾阳虚衰,下元虚惫,固摄无权,则尿失禁。

（2）辨证论治

无自觉不适的尿失禁,但与腹压增大相关,形疲体倦,面色㿠白,四肢不温,动则气竭,舌质淡嫩,苔白,脉沉细。见于脾肾阳虚证（多见于体质虚弱,过于消瘦或肥胖,或瘫痪,卧床日久等）。治宜温阳益气。方药:附桂八味丸、补中益气丸、固孚汤加减。处方:熟附子10g,肉桂5g,熟地黄15g,山茱萸15g,山药20g,芡实30g,巴戟天15g,淫羊藿15g,白术10g,党参20g,黄芪20g,益母子15g,升麻3g。

尿失禁伴尿意频急,膀胱区坠胀不适,舌质淡红,薄黄苔,脉细数。见于膀胱瘀热或热结旁流证（多见于下尿路梗阻所致的张力性尿失禁）。治宜祛瘀散结,清热通淋。方药:血府逐瘀汤、八正散加减。处方:桃仁15g,红花12g,生地黄15g,当归9g,赤芍15g,桔梗10g,怀牛膝15g,大黄15g,车前子15g,黄柏15g,天花粉30g,玄参20g,王不留行30g。

尿失禁伴尿频,尿量短涩,颧红、潮热,盗汗,五心烦热,舌质红,苔少,脉细数。见于肝肾阴虚（多见于结核性膀胱炎）。治宜滋补肝肾,凉血通淋。方药:大补阴丸加减。处方:熟地黄15g,龟甲15g（先煎）,知母12g,黄柏15g,山茱萸15g,桑椹子15g,牡丹皮15g,泽泻15g,沙苑子12g,女贞子12g,五味子10g,水牛角骨30g（先煎）。

（二）尿液异常

1. 血尿

（1）全程血尿伴突发的肾绞痛，舌质淡红，薄白苔或薄黄苔，脉弦紧略数。见于络伤气郁（多见于尿路结石，肾绞痛）。治宜行气通淋，凉血止血。方药：尿石通。处方：金钱草30g，海金沙12g，威灵仙15g，乌药12g，枳壳15g，白茅根30g，茜草根15g，生地黄15g，三七末3g（冲）。

（2）血尿伴尿频、尿急、尿痛，或排尿后膀胱区胀痛及血尿加重，尿道刺痛灼热，舌红苔黄，脉数。见于膀胱湿热证（多见于膀胱炎或膀胱三角区炎）。治宜清利湿热，凉血止血。方药：八正散、凉血地黄汤加减。处方：大黄10g，龙胆草12g，栀子15g，滑石30g，甘草5g，生地黄15g，小蓟15g。

（3）全程无痛血尿，尿色黯红，或如洗肉水，无血块，伴颧红盗汗，骨蒸潮热，虚烦不寐，舌红苔少，脉细数。见于相火伤络证（多见于肾结核血尿）。治宜滋阴降火，安络止血。方药：知柏地黄丸加减。处方：黄柏15g，知母15g，生地黄15g，山茱萸15g，牡丹皮15g，茜草根12g，白茅根30g，三七片3g（冲），地骨皮15g。

（4）外伤或泌尿系统手术后血尿。见于瘀热伤络证。治宜清热，通淋，祛瘀止血。处方：金银花20g，蒲公英30g，海金沙15g，玉米须30g，茜草根30g，白茅根30g，车前子15g，三七5g。

2. 乳糜尿

（1）尿浑浊如米泔，时夹滑腻之物，伴尿频及排尿热涩等，或轻度疼痛，舌质红苔黄腻，脉滑数。见于膀胱湿热（壅滞膀胱）泌别失职证（多见于乳糜尿初期）。治宜清利湿热，泌别清浊。方药：程氏萆薢分清饮加减。处方：川草薢15g，车前子15g，茯苓15g，莲子心5g，石菖蒲15g，黄柏15g，丹参30g，白术9g，猪苓30g，泽泻15g，黄芪30g。

（2）尿浑浊，持续日久，无疼痛，但面色萎黄，肌肉消瘦，四肢不温，

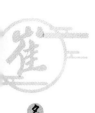

神倦腿软，舌淡苔白，脉虚。见于脾肾阳虚证（脾不升清，肾失封藏）（多见于乳糜尿症状久不控制患者）。治宜健脾阳，温肾阳。方药：补中益气汤、无比山药丸加减。处方：黄芪30g，党参30g，升麻5g，柴胡5g，山药30g，白术5g，肉苁蓉30g，山茱萸15g，菟丝子15g，五味子12g，巴戟天15g，泽泻15g，川杜仲15g，赤石脂20g，怀牛膝15g。

二、精

中医学理论认为精包含先天之精与后天之精。先天之精禀受于父母，是构成人体的原始物质，是人类生育繁衍的决定因素；后天之精，来源于饮食水谷的化生，是保证人体生长发育，维持人体生命活动的不可缺少的物质。人体在形成之前，先天之精为后天之精建立了物质基础，而人体形成后，后天之精则不断供养先天之精，使之不断得到充养而成熟，因此，两者是相互依存，彼此促进。精藏于肾，肾主藏精，主人体的发育与生殖。先天或后天因素对肾的干扰都可能对生殖之精产生影响。

（一）射精异常

1. 早泄

（1）性欲念强烈，易兴奋，易冲动，见色则心烦躁动，阴茎即举，舌尖红苔黄，脉细数。见于心火亢盛证（多见于久旷女色的年轻患者）。治宜清心泻火。方药：黄连阿胶汤、导赤散加减。处方：黄连9g，阿胶9g（烊化），生地黄15g，黄芩15g，栀子15g，灯心草8扎，淡竹叶10g，赤芍15g。

（2）性欲亢盛，性交时兴奋冲动难以自控，伴急躁易怒，舌红苔黄，脉细数。见于肝火亢盛证（多见于久旷女色的性格粗暴患者）。治宜清泄肝火。方药：龙胆泻肝汤、三才封髓丹加减。处方：龙胆草12g，栀子15g，黄芩9g，生地黄15g，黄柏9g，车前子12g，柴胡5g，砂仁3g（后下），桑螵蛸

12g，素馨花9g。

（3）行房即泄伴阴茎头瘙痒，阴囊潮湿，阴茎极易勃起，舌苔黄腻，脉弦数或滑数。见于湿热下注证（常见于阴茎头炎患者）。治宜清利湿热。方药：程式萆薢分清饮、三妙丸加减。处方：川萆薢30g，茯苓30g，蒲公英30g，黄柏9g，石菖蒲3g，苍术6g，泽泻15g，栀子12g，车前子15g，生薏苡仁30g。

（4）性交时阴茎勃起欠坚，瞬息即泄，伴精神萎靡，舌淡苔薄白，脉细弱。见于肾气不固证。治宜固摄肾气。方药：济生肾气丸、菟丝子丸加减。处方：菟丝子15g，韭子10g，生龙骨15g（先煎），煅牡蛎20g（先煎），五味子5g，桑螵蛸10g，白石脂10g，莲须6g，续断10g，补骨脂10g。

2. 遗精

（1）心有妄想，所欲不遂，梦中遗精，舌质红，脉细数。见于心肾不交证（多见于年轻未婚患者）。治宜滋阴降火，交通心肾。方药：三才封髓丹、交泰丸加减。处方：天冬12g，党参15g，熟地黄15g，黄柏15g，黄连9g，肉桂3g。

（2）梦遗或无梦而遗，伴排尿热赤，或阴茎头瘙痒，或茎中痒痛，口苦渴，舌红，苔黄，脉弦数。见于湿热下注证（多见于慢性前列腺炎或包皮过长，阴茎头炎患者）。治宜清利湿热。方药：大分清饮加减。处方：猪苓15g，泽泻15g，茯苓12g，栀子15g，川萆薢12g，车前子12g，灯心草8扎，黄柏12g，龙胆草10g。

（3）无梦而遗，稍有思念或稍遇劳累则滑遗不梦，倦怠，头昏耳鸣，舌质淡，苔少，脉细。见于肾气不固证（多见于手淫过度，体虚患者）。治宜补肾固精。方药：济生秘精丸、金锁固金丸加减。处方：菟丝子12g，韭子12g，煅龙骨20g（先煎），煅牡蛎20g（先煎），桑螵蛸15g，金樱子15g，锁阳15g，五味子10g，白石脂20g（先煎）。

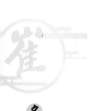

3. 功能性不射精

（1）性欲低下，阴茎勃起在性交时不能射精，伴形寒肢冷，精神不振，舌淡苔白，脉细而沉。见于命门火衰证（多见于先天性睾丸发育不良或体弱多病患者）。治宜温肾壮阳。方药：大补阳精丸加减。处方：党参20g，肉苁蓉30g，巴戟天12g，肉桂5g，阳起石20g，畏附子9g，淫羊藿9g，熟地黄12g，吴茱萸20g，枸杞子12g，补骨脂15g，沉香5g（后下），白术12g。

（2）梦境而遗，但性交时却射精不能，常情怀不畅，心烦易怒或忧心忡忡，舌边尖红，脉弦数。见于心肝郁火证（多见于夫妻不睦，或在性生活方面遭遇心理创伤）。治宜疏肝解郁，清心定志。方药：逍遥散、定志丸加减。处方：柴胡9g，当归5g，白芍12g，茯苓12g，远志10g，石菖蒲6g，茯神10g，酸枣仁10g，郁金10g，青皮10g，香附10g，琥珀末1g，白芍12g。

4. 射精疼痛

（1）性交时阴茎及阴囊部胀痛，性感难以集中，伴烦躁易怒，或忧虑胸闷，舌质黯，薄白苔，脉弦。见于肝郁气滞证（多见于充血严重的慢性前列腺炎及精索静脉曲张患者）。治宜疏肝理气解郁。方药：丹栀逍遥散加减。处方：柴胡5g，当归9g，白芍12g，甘草3g，栀子15g，牡丹皮15g，橘核10g，郁金15g，青皮12g，槐花15g，丹参15g。

（2）射精疼痛，有灼热感，伴排尿余沥不尽，甚至排尿疼痛，舌红苔黄，脉弦滑或数。见于湿热下注证（常见于泌尿生殖系炎症患者）。治宜清利湿热。方药：八正散加减。处方：大黄10g，车前子10g，栀子15g，滑石30g，甘草5g，槐花15g，丹参30g，延胡索15g，龙胆草10g，土茯苓30g。

（3）射精不畅，脐下拘急，阴茎刺痛，阴囊冷缩，形寒肢冷，喜暖喜按，舌苔白，脉沉迟。见于寒滞肝脉证（多见于性生活前后有外感风寒史）。治宜温经散寒。方药：当归四逆汤加减。处方：当归10g，炙甘草5g，肉桂5g，吴茱萸5g，花椒2g，乌梅10g，熟附子6g，小茴香6g，台乌药6g，延胡索10g。

（二）精液异常

1. 精少

（1）在规律适度的性生活中，每次排精量少，或精子密度常低于2000万/ml，不育，伴性欲低下，肢冷倦怠，腰膝酸软，健忘耳鸣，舌淡苔薄白，脉细弱。见于肾精亏损证（常见于先天性睾丸发育不良，或后天创伤性或感染性睾丸萎缩，及长期纵欲不节患者）。治宜填补肾精。方药：五子衍宗丸、生髓麒麟丹加减。处方：党参30g，菟丝子15g，枸杞子12g，桑椹子10g，山茱萸12g，五味子6g，柏子仁10g，山药30g，紫河车10g，当归10g，熟地黄12g，肉苁蓉10g。

（2）精液量少伴面色淡白无华，纳呆腹胀，神疲乏力，心悸气短，舌质淡苔白，脉沉细。见于气血虚衰证（多见于胃肠功能不良或严重贫血患者）。治宜健脾益气补血。方药：十全大补汤加减。处方：人参10g，茯苓10g，白术10g，甘草3g，当归10g，熟地黄15g，白芍10g，川芎6g，紫河车10g，黄芪20g，陈皮5g，麦芽30g，山药30g。

（3）精液量少且黄，伴尿道灼热或下腹、腹股沟区胀痛，心烦失眠，五心烦热，舌红苔少，脉细数。见于热扰精室证（常见于精囊结核或慢性前列腺炎患者）。治宜清热降火，养阴生精。方药：知柏地黄丸、大补阴丸加减。处方：黄柏12g，知母2g，山茱萸12g，龟甲15g（先煎），生地黄10g，熟地黄10g，桑椹子15g，女贞子10g，枸杞子10g，怀牛膝10g，菟丝子10g。

（4）精液量少或精子密度低，伴射精痛，少腹胀痛，舌质黯有瘀斑，脉沉或涩。见于瘀阻精道证（常见于慢性精囊炎或慢性附睾炎或生殖系逆行感染患者）。治宜祛瘀通络，养阴生精。方药：膈下逐瘀汤、菟丝子丸加减。处方：桃仁15g，牡丹皮15g，赤芍15g，延胡索10g，菟丝子15g，五灵脂12g，香附9g，枸杞子10g，山药30g，莲子肉15g，地龙9g，车前子15g，王

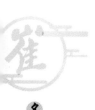
不留行 30g。

2. 精稠

（1）精液黄稠，常伴射精疼痛或滴白，下腹、腹股沟、睾丸胀痛，或尿频尿急、尿痛，舌质红，苔黄，脉滑数。见于湿热内蕴证（常见于细菌性前列腺炎或精囊炎患者）。治宜清利湿热。方药：龙胆泻肝汤、程式萆薢分清饮加减。处方：龙胆草 9g，栀子 15g，土茯苓 30g，生薏苡仁 30g，川萆薢 20g，车前子 10g，茯苓 15g，益智仁 10g，石菖蒲 3g，莱菔子 15g，桃仁 15g，黄柏 10g，延胡索 10g。

（2）精液白稠，伴痰多，不欲饮，性欲低下，神疲体倦，肢冷，畏寒，舌质淡，苔腻，脉细沉。见于痰瘀滞精证（多见于形体肥胖或甲状腺功能低下患者）。治宜化痰行瘀，温阳通络。方药：附桂八味丸、导痰汤、四物汤加减。处方：熟附子 9g，肉桂 3g（冲服），山茱萸 15g，法半夏 9g，陈皮 5g，茯苓 15g，当归 9g，赤芍 15g，熟地黄 15g，川芎 9g，路路通 15g，车前子 10g，白芥子 15g，茺蔚子 10g，蜈蚣 2 条，淫羊藿 10g。

（3）精液液化时间延长，伴五心烦热，心悸失眠，舌红苔少，脉细数。见于阴虚火旺证（常见于附睾结核、精囊结核或部分慢性前列腺炎患者）。治宜滋阴降火，酸甘化阴。方药：知柏地黄汤、乌梅甘草汤加减。处方：知母 12g，生地黄 15g，地骨皮 12g，女贞子 15g，墨旱莲 15g，白薇 12g，乌梅 4 枚，甘草 9g，黄柏 9g。

3. 弱精子症

（1）伴有腰膝酸软，神疲耳鸣，健忘恍惚，舌质淡或暗红，苔薄白，脉细或沉细。见于肾虚精弱证（常见于先天睾丸发育不良或后天睾丸萎缩，或久病、重病后伴体质衰弱，或长期纵欲过度患者）。治宜补肾生精。方药：五子衍宗丸、赞育丸、鱼鳔丸加减。处方：菟丝子 10g，桑椹子 15g，山茱萸 15g，枸杞子 15g，补骨脂 10g，熟地黄 30g，覆盆子 10g，蛇床子 9g，巴戟天

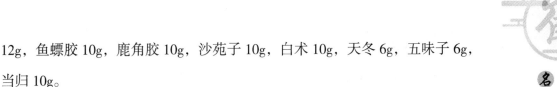

12g，鱼鳔胶 10g，鹿角胶 10g，沙苑子 10g，白术 10g，天冬 6g，五味子 6g，当归 10g。

（2）伴有睾丸、下腹、腹股沟区、胁肋部胀痛，排尿不畅，舌红苔黄腻，脉弦数。见于肝经湿热证（常见于精囊炎、附睾炎及一些慢性前列腺炎患者）。治宜疏肝清热，利湿活精。方药：龙胆泻肝汤、五子补肾丸加减。处方：龙胆草 12g，栀子 15g，黄芩 12g，泽泻 15g，车前子 10g，菟丝子 15g，覆盆子 15g，五味子 15g，生薏苡仁 30g，土茯苓 30g，蒲公英 30g。

4. 血精

（1）无痛性血精，伴颧红盗汗，五心烦热，腰酸膝软，舌红苔少，脉细数。见于虚火上炎证（常见于精囊结核、附睾结核或高血压患者）。治宜滋阴降火，凉血止血。方药：知柏地黄丸、二至丸加减。处方：黄柏 15g，知母 15g，生地黄 15g，小蓟 15g，白茅根 30g，女贞子 15g，墨旱莲 20g。

（2）痛性血精，伴尿道阴茎根部、下腹部疼痛，舌质红，苔黄，脉滑数。见于湿热下注证（常见于精囊炎、尿道炎、精索炎等）。治宜清热利湿，凉血止血。方药：龙胆泻肝汤、黄连解毒汤、犀角地黄汤加减。处方：龙胆草 12g，栀子 15g，黄芩 12g，黄连 9g，黄柏 12g，水牛角骨 30g（先煎），生地黄 15g，白芍 12g，牡丹皮 12g，小蓟 15g，白茅根 20g。

三、性

性行为是人类繁衍的前提，是人类生活的重要生理心理需求。性行为必须以健全的性器官为解剖、生理基础。正常的性功能是性成熟后，受到性刺激，诱起性反应，导致性器官的一系列生理性反应及性反应周期活动。受社会、心理、传统文化、疾病等多因素的影响。中医理论认为，男子性功能与肾、心、肝功能关系最密切。

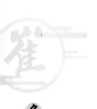
1. 性欲低下

（1）厌恶房事或体虚，或年迈体弱，伴面色㿠白，形寒肢冷、神疲乏力，舌淡苔白，脉沉细。见于肾虚证（多见于睾丸功能不全或多病，反应迟钝，体质虚弱患者）。治宜温肾壮阳。方药：赞育丹、补中益气丸加减。处方：熟地黄12g，淫羊藿10g，巴戟天10g，山茱萸10g，枸杞子15g，炒韭子10g，蛇床子10g，肉桂2g（冲服），黄芪30g，党参30g，陈皮5g。

（2）情志抑郁，焦虑沉闷，胸胁苦满，性欲低下甚至厌恶，舌质黯，脉弦。见于肝郁气滞证（常见于有严重感情创伤病史，或性格内向、敏感的慢性前列腺炎或附睾炎患者）。治宜疏利气机。方药：柴胡疏肝汤加减。处方：柴胡3g，制香附10g，枳壳6g，川芎6g，青皮6g，白芍10g，牡丹皮6g，黑山栀10g，素馨花9g，土茯苓30g。

2. 阳痿（阴茎勃起功能障碍）

（1）性欲低下，甚至无性欲，男性性征不显著，睾丸细小，或神疲力弱，舌质淡，薄白苔，脉细。见于肾虚证（见于先天或后天睾丸功能障碍患者，或年迈体弱患者）。治宜温补下元，益髓填精。方药：还少丹、赞育丸加减。处方：熟地黄12g，枸杞子10g，锁阳10g，淫羊藿18g，熟附子4g，覆盆子12g，人参12g，鹿茸9g，肉桂5g（冲服），韭子10g，仙茅10g，阳起石10g，山茱萸10g，巴戟天10g，淫羊藿10g，肉苁蓉10g。

（2）精神不振，胆怯多疑，对性生活有恐惧感，寐不安宁，舌质淡，脉虚弱。见于心脾阳虚证（多见于体弱，胆怯内向患者）。治宜补心脾，壮肾阳。方药：附桂八味丸、归脾丸加减。处方：黄芪20g，党参12g，当归9g，白术12g，茯苓12g，远志12g，熟枣仁12g，熟附子9g，巴戟天12g，淫羊藿12g，菟丝子12g，枸杞子10g，山茱萸10g，补骨脂10g，龙眼肉10g。

（3）情怀不悦，精神抑郁，胸闷不舒，腹胀胁痛，阴茎不能勃起，或起而不坚，舌质黯红，脉涩。证见肝郁气滞。治宜疏肝解郁。方药：沈氏达郁汤、逍遥散加减。处方：炙升麻 5g，柴胡 5g，川芎 5g，香附 10g，何首乌 10g，枸杞子 10g，肉苁蓉 10g，巴戟天 10g，橘叶 10g，当归 5g，白芍 12g。

（4）有多尿多饮多食、消瘦、血糖增高的糖尿病史，或阴茎根部外伤史，有性欲，但阴茎不能勃起，或勃起不坚，舌质紫黯，或有瘀点，脉涩不利。见于血脉瘀阻证（多见于糖尿病或阴茎部外伤病史者）。治宜活血化瘀，通络开窍。方药：活血散瘀汤、补阳还五汤加减。处方：当归尾 10g，赤芍 10g，桃仁 10g，川芎 6g，苏木 6g，牡丹皮 15g，丹参 30g，地龙 9g，蜈蚣 3 条，制大黄 6g，红花 9g，川牛膝 6g，穿山甲 12g。

3. 性欲亢进

（1）性欲亢进，见色或遇热阴茎即勃起，性交频繁，夜不能寐，五心烦热，舌尖红绛，脉细数。见于心火炽盛证（多见于有反复接受性刺激或过多迷恋色情的病史的患者）。治宜清心守神。方药：泻心汤合地黄汤加减。处方：大黄 6g，黄芩 6g，黄连 3g，百合 10g，生地黄 12g，茯神 10g，远志 6g，柏子仁 10g，麦冬 12g，龙胆草 15g，栀子 15g。

（2）性欲亢盛，且不易射精，伴面红目赤，烦躁易怒，舌质红苔黄脉弦滑数。见于肝经湿热证（多见于高血压病史）。治宜清泄肝经湿热。方药：龙胆泻肝汤加减。处方：龙胆草 10g，黄芩 9g，栀子 15g，黄柏 15g，车前草 15g，泽泻 15g，柴胡 5g，当归 10g，生地黄 15g。

（3）性欲旺盛，阴茎易于勃起，性交频繁，但伴腰酸膝软，耳鸣头晕，五心烦热，舌质红，苔少，脉细数。见于阴虚火旺证（多见于肺结核患者）。治宜滋阴降火。方药：大补阴丸、知柏地黄丸加减。处方：生地黄 12g，知母 6g，黄柏 10g，龟甲 15g（先煎），牡丹皮 10g，山茱萸 10g，天冬 10g，青龙齿 15g（先煎）。

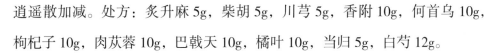

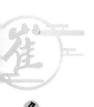

四、腺

男性之腺包括睾丸、附睾、精囊腺、前列腺、尿道球腺，其病变对男性性特征、性功能、精液精子质量、男性生育能力或精路、尿路的通畅性都可能发生影响。

1. 睾丸、附睾

（1）睾丸或附睾肿胀疼痛，触痛，舌苔黄或腻，脉弦。见于肝经湿热下注证（常见于急性睾丸附睾炎）。治宜清泄肝经湿热。方药：龙胆泻肝汤、枸橘汤加减。处方：龙胆草12g，栀子12g，橘核12g，川楝子12g，泽泻15g，黄芩12g，柴胡9g，赤芍12g，荔枝核9g，黄精9g，金银花12g。

（2）睾丸红肿热痛，疼痛剧烈，触痛敏锐，伴高热，口渴，舌质红，苔黄，脉数。见于火毒或疫毒蕴结证（常见于急性睾丸炎）。治宜清热泻火解毒。方药：普济消毒饮、黄连解毒汤加减。处方：板蓝根30g，黄芩15g，黄连9g，马勃5g，白僵蚕5g，升麻3g，柴胡5g，生甘草12g，龙胆草12g，栀子15g，黄柏12g。

（3）睾丸坠胀隐痛，与情志密切相关，触痛不明显，伴口苦、胸闷，会阴或腹股沟胀痛。见于肝经气滞证（常见于慢性前列腺炎、精索炎、精索静脉曲张等）。治宜疏肝解郁，行气止痛。方药：聚香饮子、金铃子散加减。处方：延胡索12g，乳香9g，沉香5g（后下），乌药9g，木香9g（后下），金铃子12g，黄柏15g。

（4）阴囊肿大，无热，轻度胀痛，睾丸难触及或触痛不明显，透光试验阳性，舌苔白腻，脉沉或缓。见于寒湿下注肝络证（常见于睾丸鞘膜积液）。治宜温散寒湿。方药：蠲痛丸、疏凿饮子加减。处方：延胡索12g，川楝子12g，小茴香9g，白丑5g，当归9g，高良姜9g，乌药9g，秦艽10g，商陆9g，槟榔尖9g，大腹皮12g，茯苓皮9g，泽泻15g，赤小豆15g。

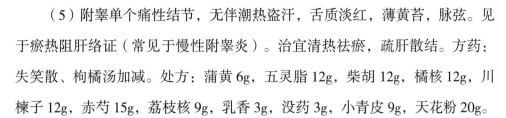

（5）附睾单个痛性结节，无伴潮热盗汗，舌质淡红，薄黄苔，脉弦。见于瘀热阻肝络证（常见于慢性附睾炎）。治宜清热祛瘀，疏肝散结。方药：失笑散、枸橘汤加减。处方：蒲黄 6g，五灵脂 12g，柴胡 12g，橘核 12g，川楝子 12g，赤芍 15g，荔枝核 9g，乳香 3g，没药 3g，小青皮 9g，天花粉 20g。

（6）附睾多个无痛性结节，质地较硬，常伴有潮热、盗汗，五心烦热，舌质淡红，薄白苔，脉细。见于虚痰阻肝络证（常见于附睾结核）。治宜滋阴清热，化痰散结。方药：知柏地黄丸、二陈汤加减。处方：知母 12g，黄柏 15g，牡丹皮 12g，泽泻 15g，夏枯草 12g，茯苓 12g，法半夏 9g，陈皮 5g，天花粉 20g，地骨皮 12g。

2. 前列腺

（1）白天尿频为主，排尿不尽，舌质淡红，薄白苔，脉弦。见于瘀滞水道证（常见于慢性前列腺炎、尿道炎）。治宜祛瘀清热。方药：石韦散、加味五淋散、二至丸加减。处方：白芍 12g，冬葵子 12g，瞿麦 12g，萹蓄 15g，王不留行 30g，女贞子 12g，墨旱莲 15g，栀子 15g，黄芩 15g，生地黄 12g，车前子 12g。

（2）夜间尿频，排尿困难，舌质暗红，体胖，脉弦或细。见于正虚瘀阻证（常见于前列腺增生）。治宜益肾补气祛瘀。方药：金匮肾气丸、补中益气丸、桃仁四物汤加减。处方：肉苁蓉 30g，山茱萸 12g，党参 30g，黄芪 30g，王不留行 30g，泽兰 20g，三七末 3g（冲服）。

陈　铭

2022 年 5 月

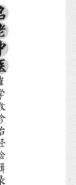

病因证治以临症——师从崔学教感录

一、严谨治学，和蔼待人——师从崔学教所感

从 2003 年 3 月开始，笔者有幸能够通过国家中医药管理局的审批，跟从全国名老中医崔学教，成为第三批全国名老中医药专家学术经验继承人，经过了三年时间的跟师学习，笔者个人感觉在学术上和为人上均受益匪浅。

崔学教对患者一视同仁，因为崔老是全国名老中医，在中医男科上影响力大，找他就诊的患者很多，所以他会尽量安排多个时间出诊，从一个星期出诊一个上午的时间增加到共两天半。崔老一次出诊的诊疗费为 40 元和 100 元，他考虑到许多患者经济情况差，主动提出保留专科 7 元的出诊费。他经常说要尽量让更多的人看上病和看好病。同时始终是坚持看到当天的最后一个患者，经常因此耽误了正常吃饭的时间。在担任广东省中医药学会男科专业委员会主任委员和广东省中西医结合学会男科专业委员会主任委员期间，虽然他同时要参加许多学术会议，许多学术上的事情要过问和参加会议，但是他仍尽量出诊，满足患者的要求，常说患者来看一次病不容易，所以不轻易停诊。由于男科患者的特殊性，许多男科患者有着心理的问题，他都能够耐心地予解答疑问和劝导，从心理上和生理上予以全面的治疗。导师为人师表，职业道德高尚，给我们留下了深刻的印象。

在我们跟师崔老的过程中，他总会根据患者的情况，解答提出的问题，并且对中医的证候和辨证提出自己的观点，

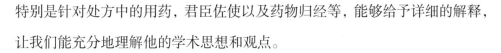

特别是针对处方中的用药，君臣佐使以及药物归经等，能够给予详细的解释，让我们能充分地理解他的学术思想和观点。

三年的继承教育培养，崔老都能够保证临床和实践的带教时间，根据我们的实际工作情况精心组织教学，悉心传授临床和实践的经验和技术专长，严格督促，经常检查我们的学习工作，态度认真负责，模范遵守劳动纪律，按照确定的继承教学计划，高质量完成带教任务。

二、对急腹症、泌尿外科疾病的病因证治观——师从崔学教临证录

（一）离其所即为邪

急腹症是指腹痛急剧发作，六腑病变，壅塞不通，而出现以痛、胀、吐、闭、炎等为主要特征的腹部疾患的总称。急腹症具有发病急骤或反复急发，病症危重，病情复杂及变化迅速的特点。

在外科急腹症的中医理论上，崔教授推崇"离其常所即为外邪"。从临床实践的角度而言，除创伤性急症，外科急腹症的临床主症表现可以归纳为：痛、吐、胀、闭、炎。《伤寒论》阳明病篇中，仲景言"阳明之为病，胃家实是也"，此为阳明病之提纲。"胃家"指胃与大小肠等，结合现代临床而言亦指其旁及消化系的其他脏器，尤其是由平滑肌组成的空腔脏器。"实"即指邪盛，阳气太盛导致津液亏损而成阳明腑实证。"太阳病，若发汗，若下，若利小便，此亡津液，胃中干燥，因转阳明，不更衣，内实，大便难者，此名阳明也。"正常情况下，消化道内液体在消化道内起着分清别浊的功效，认为消化液在消化道内起着消化食物的生理作用，但一旦出了胃肠道后，离开了其常所，即变为"邪"，成为病理的产物，而成为危害机体的病理物质，引起局部气血凝滞、郁久化热、热胜肉腐、气血运行失常，毒邪阻滞，腑气

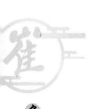
郁闭。如在消化道穿孔的病因病机上，崔老认为消化道穿孔后，消化液离开胃肠道进入腹腔，刺激腹膜，出现腹痛、腹肌紧张、反跳痛等腹膜炎体征，即产生了毒邪壅滞的症状。中医认为胃、胆、大小肠等腑均应空虚而不能实满，《素问·五脏别论》云"六腑者传化物而不藏，故实而不能满也，所以然者，水谷入口则胃实而肠虚，食下则肠实而胃虚，故曰实而不满、满而不实也"，"故泻而不藏，此受五脏浊气名曰传化之府。此不能久留，输泻者也。魄门亦为五脏使，水谷不得久藏。"这里非常清楚地指出腑（相当于平滑肌所组成的中空管道）必须保持一种相对空虚的状态，否则就是病态，治疗急腹症就是要将这种失去通降下行功能的腑恢复到泻而不藏的生理状态，因而泻下通腑法就是急腹症的治疗原则。同样的道理，内脏出血的患者，其离经之血，成为邪，血不归经，日久产生气滞血瘀。

（二）灌肠通腑观

对腹腔手术之后的肠粘连，是术后常见的并发症之一。急腹症中的粘连性肠梗阻就是以腹腔手术后的腹腔粘连为主要的病理基础。祖国医学认为其病因病机多为暴饮暴食，嗜食不洁之品，或过食膏粱厚味辛辣之物，或脏腑功能低下，寒邪客于肠胃之间，或虫积或结石阻塞等病因，或单独存在或相兼为患，或互相转化，均可导致脏腑气机不畅，进而气血凝滞，使六腑失却降气泄浊、传化糟粕之功能，造成壅塞不通，不通则痛。通腑法主要用于腑实证，其能畅通腑气，排除邪毒，泻下热结、秽浊。降低术后粘连的发生率，无疑对减少粘连性肠梗阻有直接的意义。由于腹腔术后被刺激的肠管有一段麻痹期，此时不适宜口服给药，于是崔老提出了为"里、实、热证"设计的"通腑泻热合剂"，用于术后灌肠。经直肠给药（灌肠）的方法，除直肠、乙状结肠等位置较低的部位外，均可在术后早期应用，这样对于术后胃肠功能的早期恢复有着积极的作用。经临床及动物实验，此方法均被证实具有显著疗效。运用中药制剂灌肠以通腑，特别是针对术后预防肠粘连的发生具有较大的意义，有利于提高临床治疗效果。

（三）祛邪重通里攻下

六腑的生理特点：气机运行，泻而不藏，满而不实，动而不静，降而不升，以通为用。不通则痛，故疼痛为急腹症的主要症状。所谓不通，一是气血瘀滞，经络阻塞；二是肠胃为有形实邪所阻塞，两者之间相互影响。重视外科疾病的局部病理改变与疾病的临床表现、发展转归的关系，崔老认为不论是哪一种类型的全身整体因素，所造成的外科疾病都会造成某一部位的气滞血瘀、经络阻滞，瘀久可化热，热胜肉腐成脓，热胜又可化火，火盛伤络，血不归经又使血瘀加重。瘀积不散则成肿块，瘀与痰、与湿相合，也可以形成肿块。因此，活血祛瘀法是治疗外科疾病局部病理变化的最常用的法则，举凡痛证、肿块、腑实证，都与瘀有密切关系。故急腹症的主要病理为实热壅滞、气血瘀滞、肠胃阻塞。临床辨证时要注意分清正邪虚实，孰轻孰重。急性胰腺炎、急性阑尾炎和蛔虫性肠梗阻的主要症状为急性腹痛。腹痛乃因气血瘀滞，六腑有形之邪阻塞而致，不通则痛。急腹症的发生多因湿热蕴结，气滞血瘀，食积脾胃等所致；临床以腹部痞硬，胀痛，痛而拒按，大便秘结，小便黄赤，高热烦渴等邪实证候为多见。通里攻下为急腹症的主要治法。急性胰腺炎、急性阑尾炎等，都是里实热证，故宜用寒下法。急性胰腺炎中常以大柴胡汤加延胡索、川楝子、芒硝等，以奏清热利湿，通里攻下之功；急性阑尾炎中常用大承气汤合大黄牡丹汤加蒲公英以泻热破瘀，散结消痈；蛔虫性肠梗阻中常以小承气汤泄热通下，辅以乌梅、白芍、黄连酸苦安蛔。"蛔得酸则静"，食醋疗法旨在安蛔止痛。同时，要严格掌握中西医结合的非手术疗法和手术疗法的适应证，严密观察病情变化，即时做出相应处理。对外科疾病的辨证，重视瘀与热互相影响，互相转化的重要性，对"血瘀证"的外科疾病，祛瘀兼清热，防瘀化热；治疗"热毒证"，清热兼祛瘀，防热炽伤络，毒邪内攻营分、血分；如应用通腑泄热祛瘀法预防腹部术后肠粘连，行瘀清热法为主

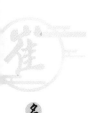

对慢性前列腺炎的治疗，祛瘀通淋法在治疗尿路结石中的应用，祛瘀利胆法治疗对肝内胆管多发性结石的应用，均充分体现了这一学术思想（简称"疏通论"）。

（四）强调运用现代的技术手段进行诊断治疗

急腹症的一个显著特点就是病情复杂、变化多端。强调急腹症的临床思维也不是一次完成的，而是一个反复观察、反复思考、反复验证的动态过程。尽管模糊思维可以作为紧急措施的依据，但急腹症患者的手术指征应该精确无误，不能模糊不清，模棱两可。因此在急腹症的诊治过程中，要密切观察病情的变化。一是观察诊断是否有误。当出现新的症状、体征或经特殊检查有重要发现，需要修改原来的诊断时，应毫不迟疑地进行修正或补充。二是观察正在进行的治疗是否有效。对于有效的治疗不应轻易改动。如确无好转则应重新审定治疗原则及改进治疗措施，包括从非手术疗法改为手术疗法。三是观察治疗过程中症状、体征、生化检查的规律，作出详细记载，为分析疗效及进而研究治愈机理提供依据或探讨的线索。另外，急腹症的辨证分型也是一个动态过程，随着病情的发展或好转，辨证分型也应随之而变，用药上也要有所调整。不能一型到底和一方到底。同时主张结合利用和运用现代医学的各种检查诊断手段，如应用腹腔镜探查、B超检查、CT检查等，注重治疗的内在质量，从基础着手提高诊断水平。

总之，崔老不管在待人处事上还是在临床工作中给了笔者终生难忘的启示和帮助。崔老在急腹症以及泌尿外科疾病方面有着许多丰富的临床经验，在诊治不同疾病上有着许多独到之处。笔者规定的跟师学习时间虽然已经结束了，但是跟师学习的道路是无止境的，只要还在工作，导师永远是导师，还是要将导师的经验和知识不断消化、吸收和总结，更好地为临床服务。衷心感谢崔学教导师给笔者的宝贵丰富的人生和临床经验。

王　峻

2022 年 5 月